本草小故事

中医药文化进校园

河南省卫生健康委员会立项资助项目

U0332592

王太广 编著

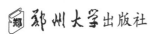

郑州大学出版社

图书在版编目(CIP)数据

本草小故事：中医药文化进校园 / 王太广编著.
郑州：郑州大学出版社，2024.12. -- ISBN 978-7-5773-
0506-6

Ⅰ. R281-49

中国国家版本馆 CIP 数据核字第 2024WK8206 号

本草小故事——中医药文化进校园
BENCAO XIAOGUSHI——ZHONGYIYAO WENHUA JIN XIAOYUAN

策划编辑	薛 晗	封面设计	王 微
责任编辑	白晓晓	版式设计	苏永生
责任校对	张彦勤	责任监制	朱亚君

出版发行	郑州大学出版社	地　址	郑州市大学路 40 号(450052)
出 版 人	卢纪富	网　址	http://www.zzup.cn
经　销	全国新华书店	发行电话	0371-66966070
印　刷	河南文华印务有限公司		
开　本	710 mm×1 010 mm　1 / 16		
印　张	16	字　数	193 千字
版　次	2024 年 12 月第 1 版	印　次	2024 年 12 月第 1 次印刷

| 书　号 | ISBN 978-7-5773-0506-6 | 定　价 | 79.00 元 |

本书如有印装质量问题,请与本社联系调换。

自序

2020年,新型冠状病毒在全球肆虐,从最初的阿尔法变异株,发展到最后的奥密克戎变异株,其变异已更新5代。2022年5月20日,第三代新型冠状病毒疫苗技术路线研发的腺病毒载体疫苗克威莎,才得到世界卫生组织的认可。由此可见,疫苗研发的速度仍然赶不上病毒更新变异的速度。

每次读到鲁迅笔下的华老栓用人血馒头治痨病的故事,就会想起一个疾病——肺结核。结核病是一种比人类历史都古老的疾病,科学家们在九千年前的以色列人遗骸中发现了肺结核感染的痕迹,在六千年前古巴比伦陶片上发现了准确记载结核病症状并推测其有传染性的楔形文字记录,在三千年的埃及木乃伊身上发现了典型的脊柱结核和结核导致的腰肌脓肿。由此可见,病毒生存的历史比人类文明的历史更久远。

结核病在十九世纪中晚期是困扰世界的一大难题。在我国死于结核的名人有冼星海、郁达夫、萧红、林徽因等,在国外肖邦、契科夫、歌德、席勒等人也都死于结核。当然,还有华老栓的儿子——小栓。互联网上有篇记录结核病的打油诗:岁月悠悠七万载,贫寒富贵尽折伤。咳咳血染门前草,叹叹飞花落雨塘。病骨恹恹泉路近,孤坟岁岁断人肠。凭君莫怨当年事,历代医家未有方。

但是科学家一直没有停止对"药方"的探索。1865年，法国军医威尔曼将结核病通过接种传播给动物，证实这是一种传染病，但是这种病原生物是什么他并不清楚。十七年后，德国医学家科赫在柏林生理学大会上宣布，他找到了结核病的病原体——结核分枝杆菌。在科赫确认结核分枝杆菌是结核病原菌，并成功在体外培养出结核分枝杆菌后，无数科学家尝试了无数种方法，都没能研制出疫苗，包括科赫本人。直到发现结核分枝杆菌以后又过了三十九年，由法国细菌学家卡美尔和介林耗费精力十三年，整整接种了二百三十一代，终于获得了可以用于疫苗的安全菌株，用这个菌株研制了世界上第一支用于结核病的疫苗——卡介苗。今天，卡介苗已成了绝大多数国家儿童的常规接种疫苗，使数十亿人逃离了结核病的魔爪。疫苗问世二十三年后，人们发现结核分枝杆菌在土壤中很难生存。从这一现象出发，美国土壤微生物学家瓦克斯曼带领他的学生们从土壤中提取了人类历史上第一种能够有效治疗结核病的药物——链霉素。从确定结核病是传染性疾病，到链霉素问世，用了八十年，参与药物研究的国家有德国、法国、美国，这期间又有多少默默无闻的科学家穷其一生致力于探索与研究。

现代医学证明从土壤中提取的链霉素能有效治疗结核病，而令人惊奇的是，土壤能治病的功效在千年前的宋朝时期的一些传统医学实践中似乎也得到了验证。《宋史》人物传中记载了一位名叫钱乙的大夫。据记载，钱乙是北宋著名儿科专家，在他受封太医期间，有一位皇子得了抽风病。在众太医治不得法时，钱乙用"黄土汤"将其治愈。当时的皇帝宋神宗便问他这究竟是用的什么道理，让他妙手回春地治好了自己儿子的病。钱乙回答道："肝属木，喜生发、调达、顺畅,反之则'肝风内动'则出现四肢抽搐。现下如同种树要浇水,但浇水太多,树也会枯萎,对肝来说也就是体内津液和肾水不能太多,多了'肝木郁隐'就会抽搐。五行相生相克,而我用'灶土'去克水,水即平复,于是风自然就止息了。"神宗龙颜大悦,也很认同这一说法,同时认为钱乙有大才能,于是把钱乙擢升为太医丞,赐紫衣金鱼。这里的"黄土汤"中药引是灶台里被柴火反复灼烧,位于灶心上的那块"灶土"——又称"伏龙肝"。"黄土汤"则是医圣张仲景在《金匮要略》里专治脾阳不足的方子,在《张仲景医方精要·金匮篇》中可见记载。

千年之后,当时的"灶土"中有哪些微生物可以治疗脾阳不足我们仍不得而知,这些未解之谜都需要我们进一步去探索,去发现。

而人类对中草药从宏观到微观的探索步伐也从未停止。古希腊医师希波克拉底就曾经用柳树皮煎茶来给病人缓解痛苦,但当时不知是何物质在起效。直到1828年,法国药学家勒鲁和意大利化学家皮里亚从柳树皮里分离提纯出活性成分"水杨苷",才解开这个千年之谜。后来皮里亚在此基础上进一步获得了更强效的化合物,并命名为"水杨酸",在此基础上,德国拜耳药厂的化学家霍夫曼合成了水杨酸的衍生物——阿司匹林。在此之后,英国科学家约翰发现阿司匹林还能预防血小板凝结,减轻血栓风险,约翰也因此获得"诺贝尔奖"。可以说,阿司匹林是在人们用柳树皮治病经验的基础上,经过几代科学家的共同努力才诞生并确立其治疗作用的。

疟疾是人类的一大杀手,但在四百多年前的南美洲,人们发现有一种树叫"金鸡纳树",这种树的树皮研成粉末用水冲服可以治疾疾，又被印第安人称为"生命之树"。1826年，法国药剂师佩利蒂尔和卡文顿从金鸡纳树皮中提取了"金鸡纳霜"，而它拥有更为著名的名字——奎宁。

在中世纪的欧洲，人们已将山羊豆的地上部分作为草药，用于缓解多尿症，这正是糖尿病的典型症状之一。经过人们不断探索，对从山羊豆中提取的山羊豆碱不断改进，最终制成了治疗糖尿病的药物——二甲双胍。

明代李时珍在《本草纲目》中明确说："青蒿能治疟疾寒热。"屠呦呦带领团队开始研制提炼，最终得到了青蒿提取物，后来青蒿素的抗疟功效在云南得到证实，全球的医疗机构开始认可青蒿素并用于治疗疟疾，并逐渐替代奎宁和其他药物，屠呦呦因此获得"诺贝尔奖"。

"故智者之养生也，必顺四时而适寒暑，和喜怒而安居处，节阴阳而调刚柔。如是，则辟邪不至，长生久视。"（《黄帝内经·灵枢·本神》）——这一句话对于治病和养生来说，讲得有点宏观，但是，《黄帝内经》的总则是"治未病"，其智慧是一个"顺"字，其主要纲领是"顺天"，其精髓是"顺天时"。我们过去包括现在，很多时候仅仅是关注到"肌"，就像钱乙用"黄土汤"治好了皇太子的病一样，但是"理"呢？我们是不是做了进一步的追寻和思考？结果又是如何？随着时间的推移和科技的进步，让我们拭目以待。

健康所系，生命所托，中医、中草药迎来新时代。大风起，云飞扬，云积雨下，试看雨落何处？

前 言

近年来,各种所谓的"富贵病"频发,而随着中华优秀传统文化的回归,中医药所倡导的"天人合一"的养生观念逐渐觉醒,并已悄然融入我们日常生活的方方面面,影响着我们的健康观念和生活方式。

《黄帝内经》说:"人以天地之气生,四时之法成。"意思就是说,人不仅要靠天地之气提供的物质条件而获得生存,还要适应四时阴阳的变化规律,才能发育成长。毫不夸张地说,"天人合一"是中医治疗疾病和养生保健的根本指导思想,而"天人合一"中的"天"传统意义上就是"自然"的代表,告诉我们顺势、顺时而为,我们活着的基本需求如衣、食、住、行等,自然都要有相应的注意事项,特别是饮食,直接关系着我们的身体健康和生命质量。

"药食同源"这一养生理念是在几千年的中医药典籍的实践运用中总结流传下来的中华瑰宝。古代医学家将中药的"四性""五味"理论运用到食物之中,认为每种食物也具有"四性""五味"。中药与食物是同时起源的,《淮南子·修务训》称:"神农尝百草之滋味,水泉之甘苦,令民知所避就。当此之时,一日而遇七十毒。"可见神农时代药与食不分,无毒者可就,有毒者当避。许多食物即药物,它们之间并无绝对的分界线。

既然"药食同源"是中国传统医学知识与烹调经验相结合的产

物,我们何不借助它"寓医于食",既将药物作为食物,又将食物辅以药用;既具有营养价值,又可防病治病,强身健体,延年益寿;既可得到美食享受,又能使身体得到滋补,疾病得到治疗,从而达到健康的养生之道呢?

为传承中医药的深厚文化,有效发掘、利用我们日常生活中常见的药食本草的价值,方便大家理解和使用,编者在翻阅了大量中医药典籍文献的基础上,从当下日常生活养生实际出发,依托区域优势,顺应药食本草四时自然生长规律,精心选取了黄河流域内我们日常都能看见的,餐桌上都能吃到的,又能起到防病治病的,简单易得、快捷易做和使用价值较高的四十八种药食本草,并以春、夏、秋、冬二十四节气为时间节点,每个节气顺应两种药食同源的本草植物,再加上对春、夏、秋、冬的时令养生介绍,形成五十二篇文章,对应每年五十二周。本书图文并茂,准确科学地阐述了这四十八种本草植物的名称、起源、功效、药食价值、使用注意事项,同时结合常用的烹饪方法、传说典故,并融合了民间验方和实际应用经验等,力求满足广大读者自我养生和保健的需求,使之成为大众身边的一本既方便又实用的生活指导用书。

本书兼具科学性、实用性、知识性和趣味性,不仅从中医药角度出发,深入剖析了各种药食本草的特性与价值,还紧密结合天时顺序与地理环境,旨在实现人与自然的和谐共生。总而言之,我们倡导以"天人合一"的整体观来指导日常生活,这对养生和预防"未病"具有深远而实际的意义。希望本书能为广大读者朋友们和中医药爱好者在养生保健的道路上提供一份绵薄之力。

《本草小故事——中医药文化进校园》作为2024年河南省中医药文化著作出版资助专项的书目,肩负着传播中医药文化的时代使命。本书在编写过程中,得到了上级领导和众多志同道合朋友的大力支持与宝贵建议,在此我深表感激!然而,由于学识、能力、时间有限,本书难免存在不足之处,敬请广大读者不吝指正,以便及时修订,让本书更加完善!

目 录

1

秋 季

冬 季

春 季

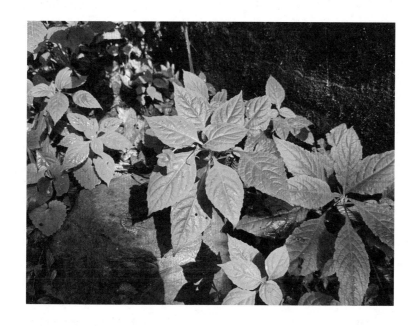

东风吹散梅梢雪，一夜挽回天下春。春天带来了温暖、明媚、耕耘、生长和希望，把万物萌发、生生不息的种子，撒在冬季沉睡的大地上，等待山水与万物的复苏。

春季包括立春、雨水、惊蛰、春分、清明、谷雨六个节气，春季是从立春开始的。

立春，意味着四季更迭进入新的循环，春就在冰雪中静静地孕育、生发，冰雪未消便已是"柳色早黄浅，水文新绿微"了。其实

"立春"一词,早在三千年前的周朝就已出现。《礼记》记载,每逢"立春"之日,周天子亲率公卿、诸侯、士大夫,在东郊举行迎春大典,然后赏赐群臣并施惠于民。秦汉以后,朝野出现"迎春"礼俗,如妇女"剪彩为燕"做头饰,贴"宜春"于门。唐宋时,"立春"之日,宰相以下群臣要入朝致贺。所以,一直以来立春都是中国最重要的传统节日之一。

古代是这样测算立春之气的。立春就要到来的时候,地方官员带着本地的豪族士绅,到东方的郊城挖一个坑,然后把羽毛等轻物放在坑里,等到了某个时辰,羽毛会从坑里飘上来(随地气上升),这个时刻就是立春时辰,于是人们便开始放鞭炮庆祝,预祝新年风调雨顺、五谷丰登。

中国传统将立春之后的十五天分为三候:"一候东风解冻,二候蛰虫始振,三候鱼陟负冰。"意思是说,前五日东风送暖,大地开始解冻;中五日,蛰居的虫类慢慢在洞中苏醒;后五日,河里的冰开始融化,鱼开始到水面上游动,此时水面上还有没完全融化的碎冰片,如同被鱼负着一般浮在水面。

《月令七十二候集解》曾如此描述立春节气:"立,建始也。五行之气往者过来者续于此。而春木之气始至,故谓之立也。"意思是说,天地阴阳之气的继往开来由立春开始,春木之气,也就是消融冰冻,催生万物的阳气,昂扬着,舒展着,奔涌着,腾跃着,由此开始主宰天地,这便是立春的力量,这便是春天的本质。

一年节气立春始,春暖花开不久时。立是开始,春是希望。就让我们从此刻开始,用自己的方式去期待,去生长,去拥抱每个春和景明的日子。虽然立春过后,寒意并不会立刻退去,可我们谁都不会怀疑,谁也不必着急,节气有其规律,大地也会感受到温暖,它会在春回大地的第一时间,用一株草,用一朵花,告诉我们,春天来了。

天街小雨润如酥,草色遥看近却无。走出家门,走向郊外,无论是有雨还是无雨的日子,你都会看到迎春枝头嫩黄的花蕾,你会看到茵陈已在黄色土地的背景下,由冬天的灰白中透出一丝丝新绿,面条棵、灰灰菜也伸展着懒腰用一张张新生的笑颜感受春的气息,还有荠菜已从睡梦中醒来,迫不及待地去享受春雨的滋润。

春风骋巧如剪刀,先裁杨柳后杏桃。春风化雨,润物无声,柳叶绿了,梨花白了,杏花红了,桃花粉了,春姑娘手执画笔,在恢弘的大地上绘出人间最美最好的图画。

万物含新意,同欢圣日长。走进田野,我们看草在发芽,风在摇曳。我们静静地站在那里,用心去感受"二月初惊见草芽"的惊喜,一起去触摸"二月春风似剪刀"的温柔,一起在"拂堤杨柳醉春烟"的二月天,想象自己的心像风筝一样飞出天外。这就是自然的力量。

收藏了一个冬天的人们,也在万物复苏的季节,感受生命的悸动,顺应天时,人法地,地法天,天法道,道法自然。那么人们应该如何适应自然的变化呢?《素问·四气调神大论》记载:"春三月,此谓发陈。天地俱生,万物以荣,夜卧早起,广步于庭,被发缓形,以使志生。生而勿杀,予而勿夺,赏而勿罚,此春气之应,养生之道也。逆之则伤肝,夏为寒变,奉长者少。"

也就是说,春天的三个月,是推陈出新,万物复苏的时节。天地之间富有生气,万物开始欣欣向荣。这个季节,人们应晚睡早起,起床后要松开头发,穿着宽松,到庭院里散步,舒展身体,使神志随着春天的生机而勃发。天地使万物焕发生机的时候一定不要去扼杀,赋予万物焕发生机的权利一定不要去剥夺,勉励万物焕发生机的行为一定不要去破坏。这乃是顺应春气、养护人体生机的法则。违背这一法则,就会伤害肝气,到了夏天还会因为身体虚寒而出现病变。之所以如此,是春天生机不旺,以致供给身体在夏天茂长时所需的正气缺少。

　　山村富贵无人享,一路春风野菜香。春天里不仅是日常起居要符合自然规律,我们更应该从"人法地"中领悟到我们餐桌上的食物也要符合自然之道。大地回春,地上开始长出各种野菜,枝桠上也开始抽出各种嫩芽。这些花花草草为什么先于其他物种而在春天依序生出呢?比如春天里的野菜,茵陈率先返青并迅速生长,面条棵、荠菜、蒲公英也随之陆续长出,随着生长温度的升高、节气的变换,它们的药性也由疏肝理气向清热解毒转变,尤其是茵陈,人们经过长期的实践总结出"正月的茵陈,二月的蒿,过了三月当柴烧"的植物规律。同时柳葚、榆钱、槐花等,长出的顺序不一样,药性也不一样,那么大自然为什么这样安排呢?因为过去生产力水平低下时,没有反季节蔬菜,物品跨地区流通也不方便,就中原地区来讲,冬季最多的也就是萝卜和白菜。大多数的家庭也可能只有馒头和腌咸菜。一个冬季,人体内积聚了大量的热量,而人体活动量又小,到春节走亲访友时又吃到多种肉类食物,所以到了春初就会火气上升,而春天生长的第一波野菜——茵陈,据《本草纲目》记载其具有清热利湿、利胆退黄的功效。之后自然生长的其他蔬菜,以及随着节气的不同人工栽培的其他蔬菜,都是随节气的变换和人体机能的不同时期需求而相应生长或栽培出来的。自然界的安排就是这么巧妙。

　　归来笑拈梅花嗅,春在枝头已十分。走进春天里,融入自然中,在享受大自然风光的同时,也要学会认识你身边的每一株小草,每一棵树上开的花,了解它们的营养价值,了解它们的药性,了解它们传递的文化信息,最后也不要忘记把田间地头的野菜捎回家中,或凉拌或蒸菜或清炒,从中你会闻到春天的气息,这些都是大自然最慷慨慈悲的馈赠。

田间地头皆是宝,药食同源营养好。相应节气生长的不同食物,经过人们长期观察、不断实践与反复印证,有些能够充饥的食物,同时又具备药用的价值,也就是常说的"药食同源"。

寒极必暖,否极泰来,愿你我都能守得住岁月,等得到花开。当春天悄然而至,我们怀揣着欢喜的心情,走进春天,感受春天,让生命融入其中,变成大自然的一部分的时候,我们的人生不正是化作了一幅绚丽多彩、美不胜收的画卷吗?

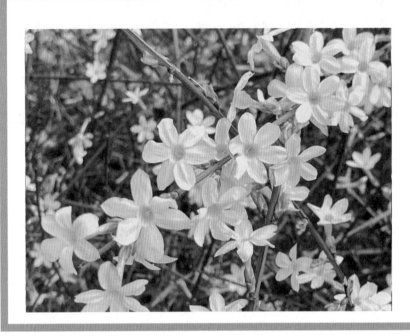

迎春

春回大地，迎春先知，在热闹的春节过后，春天在人们的期盼中翩然而至。在这乍暖还寒时节，迎春花伴随着春天的脚步，悄然开放，用靓丽的黄色花朵，向人们报告春天来临的信息。

迎春花，别名迎春、金腰带等。因其在百花之中开花最早，花后即迎来百花齐放的春天而得名，与梅花、水仙和山茶花统称为"雪中四友"，是中国常见的花卉之一。迎春花不仅花色端庄秀丽，气质非凡，而且其本身还具有不畏寒威、不择风土、适应性强的特点，历来为人们所喜爱。迎春花栽培历史有一千余年，在我国南北各地广泛种植。

黄花簇簇似迎春，不是一家能乱真。在日常生活中还有一种长相与迎春非常相似的小黄花,名为连翘,人们经常把它俩认错。从外观上分辨,连翘一般只有四片花瓣的花朵,而迎春花既有五片花瓣的花朵,又有六片花瓣的花朵;从结果上看,连翘开完花之后在七至九月份时会长出小果子,而迎春花一般很少结果子。

迎春花虽然开在百花之前,但是在农村,大多数人对其还不是太了解,可能是因为迎春花不结果,同时花也不能给日常生活带来实用性。而我对迎春花的了解还是在一次喝茶的过程中。有一次我去一个朋友家,他给我泡了一杯茶,让我感受一下春天的气息。基于我多年的饮茶经验和习惯,初时自然而然地以为这将是一杯熟悉的茉莉花茶,毕竟春日里,花茶以其清新的香气与温润的口感,总能恰到好处地唤醒人们对春天的向往。然而,当第一缕茶香袅袅升起,轻触舌尖的那一刻,我即刻察觉到了不同。那并非我所熟知的茉莉花之味,它带着一种更为细腻、仿佛能直接渗透心扉的清新与甘甜。我好奇地向友人询问这茶的来历,他笑而不语,只道是自家特制的茶饮,邀我进一步猜测。我尝试着从茶的色泽、香气、口感等多个方面去探寻答案,却终究未能准确辨识其茶种,心中不禁对这茶多了几分好奇与敬意。

友人见状,终于揭晓谜底——这茶竟是以迎春花为原料精心炮制而成。原来,他不仅欣赏迎春花的早开之美,还发掘了其作为茶饮的潜力。每年他都会在迎春花开时,用上一年的毛尖和开春的迎春花酵在一起,通过这种独特的工艺,将这份春天的气息封存于茶盏之间,让品茗之人得以在茶香中感受春日的生机与希望。

这次经历让我对迎春花有了全新的认识,他还告诉我,自制的迎春花茶不仅具有类似茉莉花茶的功效,而更重要的是迎春花还具有很好的药用价值。

迎春以花朵入药。

性味:味苦、微辛,性平。

归经:归肾、膀胱经。

功效:清热解毒,活血消肿。

主治:发热头痛,咽喉肿痛,小便热痛,恶疮肿毒,跌打损伤。属清热药下属分类的清热解毒药,有很好的抗心律失常、镇痛镇静的作用。

日常生活中,迎春花多使用在茶饮中。将迎春花置于玻璃杯中,冲入沸水,焖泡 10 分钟后代茶饮,可清热、利尿、解毒消肿,对扁桃体炎、口腔炎、咽炎、尿路感染有很好的缓和作用。迎春花还可以用于制作香水、芳香袋等,其香气清香怡人,深受人们的喜爱。

用迎春花还可以制作出色美味佳的药膳菜品。例如用粳米煮粥,等到粥熟,再加入迎春花,能够让人感受到粳米粥的另一种风味。当然,在做凉菜的时候,也可以用迎春花做点缀,让人有春天般心旷神怡的感觉。

迎春花在文化上也有着丰富的内涵。在我国优秀传统文化中,迎春花象征着春天的到来和新的开始,常常被用于庆祝春节和元宵节等传统节日。唐代白居易就对迎春花十分喜爱,他在《玩迎春花赠杨郎中》中写道:"金英翠萼带春寒,黄色花中有几般。恁君与向游人道,莫作蔓菁花眼看。"赞叹迎春花凌寒而开的气节,借花明志,表达了自己也要像迎春花一样,即使在春寒料峭的时节,也要明艳地绽放。他又在《代迎春花招刘郎中》中写道:"幸与松筠相近栽,不随桃李一时开。杏园岂敢妨君去,未有花时且看来。"描写迎春花与青松翠竹为伴,不等桃李春风便独自开放,凸显迎春花的风骨,也以迎春花展示刘郎中(刘禹锡)的高洁情操。

　　同时,迎春花还是爱情和希望的象征,常常被用于表示爱情和祝福。相传:

　　从前,一场洪水把庄稼淹了,房倒屋榻,老百姓只好汇聚于山顶。那时候的帝王叫尧,尧命大臣鲧带领人们治水,但治理多年不见效果。鲧死后,他的儿子禹接着去完成父亲治水的重任。禹在治理洪水中,遇到了一位姑娘,姑娘为他烧水做饭,帮他指点水源。禹感激这位姑娘,姑娘也喜欢禹,两人就成亲了。禹因为忙着治水,新婚没多久就要分离了。临别时,妻子送禹出发,一程又一程,翻过一座山岭后,禹对她说:"送到什么时候也得分别啊!我不治好水是不会回头的。"妻子眼泪汪汪看着禹说:"你走吧,我就站在这里,等你治平洪水,再回到我的身边。"禹临别,把束腰的荆藤解下递给妻子。禹离别妻子后,带人踏遍九州,开挖河道。多年以后,江河疏通,洪水归海,庄稼出土,杨柳发芽,人民安居乐业了。在一年的春天里大禹赶回家中,他远远望见妻子手中举着那束荆藤,正立在那高山上等他。可是,当他来到眼前时,发现妻子早已变成石像。原来,大禹走后,妻子每天立在山顶上盼他归来。不管刮风下雨,天寒地冻,从来没走开。后来,野草穿透她的双脚,草籽儿在她身上发了芽,生了根,她还是手举荆藤张望。天长日久,妻子就变成了一座石像,她的手和荆藤长在一起了,她的血浸着荆藤。不知过了多久,荆藤竟然发出了新的枝条。禹上前呼唤着妻子,泪水落在石像上,霎时间那荆藤竟开出了一朵朵金黄的小花儿。荆藤开花了,这似乎也是妻子在表达对他归来的愿望吧。大禹为了表达对妻子的思念之情,加上在光秃秃的山顶上,只有这种花在开放,就给这荆藤花儿起了个名字叫"迎春花",这也是迎春花又名"金腰带"的由来。

高楼晓见一花开,便觉春光四面来。迎春花坚韧、明艳,是立春时节中一道靓丽的风景。人的一生不也是这样吗? 要想在人群中展现出自己的比较优势,就给自己的生命赋予与众不同的价值吧!

本草小验方

材料:迎春花适量。

主治:跌打损伤、外伤出血。

用法:捣烂外敷患处,或用迎春花叶15克,水煎服。

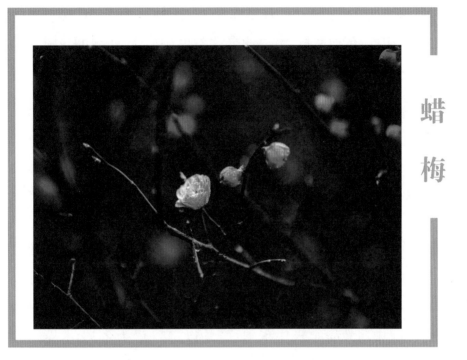

蜡梅

蜡梅,是我国特有的传统名贵观赏花木。随着城镇化水平的提高,无论是大型公园,还是小区,或是一家一户的庭院,都可以看到蜡梅的英姿。

蜡梅在我们日常生活中经常可见,在通许城北的晨读广场就能看到成片绽放的蜡梅。晨读广场是近几年县城里各类花木最全最盛的地方,一年到头应季应景的花香美景,总是让人流连忘返。这时候,无须踏进广场幽深的小径,浓郁的蜡梅香味就已芬芳馥郁,沁人心脾。枯瘦的枝丫不仅仅要支撑起如织的花蕾和厚厚的积雪,还有对临近春节还远在外地不能归乡亲人的绵绵思念。

蜡梅傲霜斗雪,入冬盛开,愈寒愈烈,愈雪愈烈。这一点与梅花性格极其相似，两者皆为冬日使者，但实则并非一种。李时珍《本草纲目》记载："蜡梅，释名黄梅花，此物非梅类，因其与梅同时，香又相近，色似蜜蜡，故得此名。"意思就是说，蜡梅的花瓣呈现淡黄色、黄色，看似表面有一层蜡质，摸上去有蜡质感，故名"蜡梅"，而"蜡"本也有黄色之意，蜡黄为古代常用色之一。而之所以称"蜡梅"为梅，是因为有的蜡梅和梅几乎同期吐蕊，香气又很相近。

而为什么如今也有称"腊梅"的呢？这是因百姓皆认为其在腊月开放，故名"腊梅"。清初《花镜》记载："蜡梅俗称腊梅，本非梅类，因其与梅同放，其香又相近，色似蜜蜡，且腊月开放，故有是名。"可见，古人是将"蜡梅"与"腊梅"混称。但腊梅可泛指腊月里开的梅花，并不能特指冬季里开蜡黄色花的蜡梅。因此，现《中国植物志》《中药大辞典》《中华本草》均以"蜡梅"为名，学术界经考证也得出该植物正名为"蜡梅"，"腊梅"只作为别称。此外，蜡梅耐寒，早百花之前开放，又名"寒梅""早梅"；蜡梅果实入药称"土巴豆"，可作泻药，故蜡梅又有"巴豆花"之称。

蜡梅不仅是外形优美的观赏花木，还是极有价值的中草药。《本草纲目》记载："蜡梅花味甘、微苦，水浸淘净，油盐调食。"由此可见，蜡梅既是味道颇佳的食品，又能"解热生津"。

中医认为，蜡梅花有解暑生津、开胃散郁、解毒生肌、通乳润燥、止咳的效果，主治暑热头晕、呕吐、热病烦渴、气郁胃闷、咳嗽、麻疹、百日咳等疾病。山蜡梅茶与山蜡梅叶收载于《中国药典（1977 年版）》一部，用于防治感冒和流行性感冒，也证实了蜡梅的功效。同时，蜡梅花捣烂，可外治烫火伤，明代《本草汇言》云"蜡梅花、叶，捣烂，贴敷疔疮，极神"。但值得注意的是，蜡梅花有小毒,清代《植物名实图考》记载"俗传蜡梅花瓶水,饮之能毒人;其实谓之土巴豆,有大毒",后世分析其毒性成分为洋蜡梅碱,过量可引起强烈抽搐。

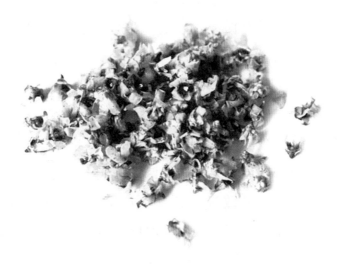

中药蜡梅

此外,蜡梅根也可药用,称为"铁筷子",又名"钻石风""铁钢叉",具有理气止痛、散寒解毒的功效,可以治疗跌打损伤、腰肌劳损、风湿麻木、刀伤出血等。

关于蜡梅的实用效果,我一个多年老友有切身体会。他喜欢侍弄花花草草,他的孩子五六岁的时候,不知道什么原因,干咳不止。偶然间他在古书偏方里看到了蜡梅花止咳的记载,就抱着试试的态度。当时的通许县县城,蜡梅树极少,原人大常委会院里有两株老蜡梅树,他在那一年冬天,专门去了一趟,向门卫师傅讨了一些新鲜盛开的蜡梅花蕾,加上蜂蜜泡水给孩子喝了一段时间,孩子的干咳竟然完全好了。现在孩子已经十八九岁了,再没有发作过。

蜡梅不仅可入茶,还可将蜡梅花入粥食用,能疏肝理气、健脾开胃、醒脑明目,适用于肝胃气痛、郁闷不舒、食欲不振、头目昏痛、神经官能症等,是开胃散郁常用之品。蜡梅花炖豆腐时,常加入胡椒粉,其中胡椒粉又有促进人体新陈代谢的作用,可清热解毒,祛风除湿。

梅开百花之先,独天下而春。蜡梅常被民间作为传春报喜的吉祥象征,又因其凌霜傲雪,代表着坚毅、刚强、独特的美丽。澄澈的心和浩然正气,被视为一种坚强和高贵的品格,深受文人墨客的喜爱。宋代陈与义《同家弟赋蜡梅诗》写道:"一花香十里,更值满枝开。承恩不在貌,谁敢斗香来。"诗人潘良贵也在其诗《蜡梅三绝》中写道:"且评人物尚雄黄,草木何妨定短长。试问清芳谁第一,蜡梅花冠百花香。"以此表达了对蜡梅花的赞美和敬意,并提醒人们应该注重内在美的价值。而唐代王维的"君自故乡来,应知故乡事。来日绮窗前,寒梅著花未?"用蜡梅表达了对故乡对亲人的思念。

关于蜡梅还有一个古老的传说。相传:

原来的蜡梅花并无芳香的气味。在西周的鄢国(今天河南鄢陵西北)有一任国君,特别喜欢黄梅花,但嫌其不香,便下令花匠限期让黄梅吐香,否则全部处死,众多花匠一时间都束手无策。这个时候一位姓姚的叫花子带来几枝臭梅,帮助众花匠将其嫁接在黄梅上。过了一段时间,黄梅花苞发出了阵阵清香。国君龙颜大喜,立即下令把姓姚的花匠召到花园当花工,并给予丰厚的奖赏。后来鄢国被郑国所灭,宫廷一片废墟。但神奇的是唯独花园幸存了下来,就逐渐发展成了一个村落,叫姚家村,专门种养黄梅。

又是一年蜡梅开,又是一年年关至。蜡梅在寒冷时节顽强绽放,不仅象征着生命的坚韧,还传递着希望。希望我们如蜡梅般,在岁月的长河中,积蓄力量,静守花开;不悔过往,无惧将来。

本草小验方

材料:蜡梅花3～5克,蜂蜜适量。

功效:解暑生津,开胃散郁。

用法:蜡梅花开水冲泡后,稍晾凉后加入蜂蜜。

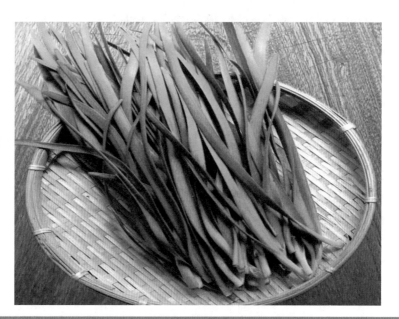

韭菜

　　韭菜,原产地在中国,全国各地都有种植,是大家非常熟悉的植物,生命力很强。韭菜作为多年生宿根药食同源草本植物,常年绿叶,营养十分丰富,有着"百菜之王"的称号。"一畦春雨足,翠发剪还生",韭菜,是春天当仁不让的一道美食,蔬中极品当属韭菜。

　　东汉许慎编著《说文解字》一书中对韭的解释为:"韭,菜名,一种而久者,故谓之韭。"意思就是韭菜能长久收割。"韭"属于象形字,下部的"一"代表土地,上面的"非"代表旺盛生长的韭菜叶子。

　　韭菜又名"起阳草",主要营养成分有维生素 C、维生素 B_1、维

生素 B_2、胡萝卜素及矿物质。韭菜还含有丰富的纤维素,含量比大葱和芹菜都高,可以促进肠道蠕动,预防大肠癌的发生,同时又能减少人体对胆固醇的吸收,起到预防动脉粥样硬化、冠心病等疾病的作用。

韭菜,味道非常鲜美,还有独特的香味。韭菜的独特香味是其所含的硫化物形成的,这些硫化物有一定的杀菌消炎作用,还能帮助人体吸收维生素 B_1、维生素 A,有助于提高人体自身免疫力。不过,硫化物遇热易挥发,因此烹调韭菜时需急火快炒起锅,火候一旦过大,便会失去韭菜特有的风味。

我小时候很少吃炒熟的韭菜,那时往往都是从菜地割过来以后清洗干净,切成碎段,加入盐和香油即可,有时候也拌一些碎青辣椒,那种辣味就着热馒头吃也是一种享受。随着生活水平的提高,慢慢也吃上了韭菜鸡蛋饺子,但更多的时候吃的是韭菜炒鸡蛋。

虽然说一年四季都可以吃到韭菜,但不得不说还是自然生长而成的韭菜吃着口感更好。阴历二月份,便是韭菜新鲜生长的季节,对于韭菜这样的好食材,不管怎么做口感都特别丰富,让人吃得特别开心。现在,给大家介绍一下我所用的韭菜炒鸡蛋的做法。

首先,将韭菜择洗干净,并切成段。接着,准备好鸡蛋,并在碗中加入适量的盐(注意只加少量,因为后续还会加盐)。炒鸡蛋,热锅凉油,不过要比平时做菜时油稍多一些,然后将蛋液倒入锅中,用铲子轻轻推动蛋液使其分布均匀,等待底部定型后再翻面煎至金黄色,然后把炒好的鸡蛋盛入碗中待用。

然后,锅中淋入少许油,下入韭菜段根部的部分,煸炒出香味,待其基本断生后,再加入韭菜叶用大火快速翻炒直至断生。

当韭菜炒好后,加入已经炒好的鸡蛋,用中小火翻炒均匀,确保鸡蛋与韭菜都能吸收调料的味道。

最后,再加入适当的盐,再次翻炒均匀后即可出锅。

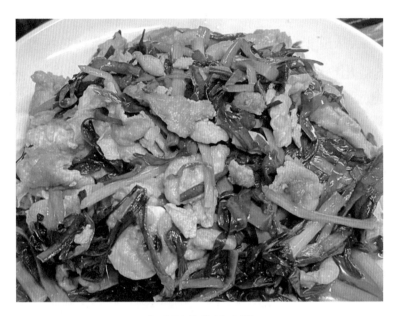

家常版韭菜炒鸡蛋

韭菜炒鸡蛋,韭菜的鲜香搭配鸡蛋的嫩滑,口感极好,非常建议大家尝试着做一下。

韭菜不仅仅是一道美食,还有很好的药用价值。

《神农本草经疏》:韭,生则辛而行血,熟则甘而补中,益肝、散瘀、导滞是其性也。以其微酸,故入肝而主血分,辛温能散结,凡血之凝滞者,皆能行之,是血中行气药也。心主血,专理血分,故曰归心,五脏之结滞去,则气血条畅而自安矣。胃中热,乃胃中有瘀滞而发热也,瘀血行,热自除矣。病人之气抑郁者多,凡人气血惟利通和,韭性行而能补。

性味:味甘、辛,性温。

归经:肝、胃、肾、肺、脾经。

功能主治:补肾、温中行气、散瘀、解毒。主肾虚阳痿、里寒腹痛、噎嗝反胃、胸痹疼痛、吐血、尿血、痢疾、跌打损伤。

不仅如此,韭菜干燥成熟的种子——韭子,也是一味常见的中药,在《名医别录》中列为中品,其性温,味微甘,具有补肾壮阳、养肝、固精等功效。这些功效在《滇南本草》"补肝肾,暖腰膝,兴阳道,治阳痿"和《本草纲目》"补肝及命门,治小便频数、遗尿"中均有记载。

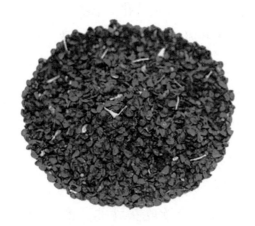

中药韭子(系韭菜子)

韭菜虽然对人体有很多好处,但也不是多多益善。《本草纲目》就曾记载:"韭菜多食则神昏目暗,酒后尤忌。"现代医学认为,有阳亢及热性病症的人不宜食用韭菜。韭菜的粗纤维较多,不易消化吸收,所以一次不能吃太多韭菜,否则大量粗纤维刺激肠壁,往往引起腹泻。

关于韭菜的来历,还有这样一个传说:

　　西汉末年，王莽篡位，杀死了汉平帝，又追杀刘秀。在忠臣们的帮助下，刘秀逃出京城以图东山再起。在一次逃亡的过程中，刘秀正饥渴难耐时，一户农家老汉到村外割野菜做成菜饼给刘秀充饥，饥不择食的刘秀一连吃了几个野菜饼子，缓过神来，便问老汉这么好吃的菜是什么菜，老汉如实回答说自己也不知道这种菜的名字，只是自己在家里也经常吃这种野菜，感觉十分好吃。刘秀便说既然是无名野菜，今天它又救了我的命，就叫它"救菜"吧。后来刘秀经过多年艰苦卓绝的奋斗，终于匡复了大汉王朝，建立了东汉政权。巩固地位后的刘秀，突然想起自己在打仗过程中在豫东地区吃过的"救菜"，就下令叫人沿路寻找并割来，让皇宫中的御厨加工成当年的吃法，没想到依然感觉口味特佳。后来，宫中太医经过研究发现，韭菜不仅营养丰富，而且具有保健功能和医疗药效。刘秀得知"救菜"具有这些营养成分和功效后，更加爱吃"救菜"，不过觉得"救菜"的"救"作为菜名不合适，又因"救菜"是一种草本植物，便专门为"救菜"的"救"造一个字"韮"，于是"救菜"就更名为"韮菜"（"韮"被后人简化为"韭"）。

　　人们可不是现在才喜欢吃头茬韭菜的，其实自古以来就非常推崇它。唐代《南齐书》记载，文惠太子向周颙抛出"菜食何味最胜？"这个问题时，周颙的回答是"春初早韭，秋末晚菘（白菜）"。

　　杜甫在《赠卫八处士》中写道："夜雨剪春韭，新炊间黄粱。"朋友冒着夜雨剪来了青鲜的韭菜，呈上新煮的黄米饭让其品尝。在这样细雨霏霏的环境下，两个多年不见的朋友吃着黄米饭，就着新鲜的韭菜，那自然是"主称会面难，一举累十觞。十觞亦不醉，感子故意长"。看来，自古以来，韭菜不仅仅是药食两用的美味食物，更是联系感情的纽带呀！

本草小验方

材料: 全棵老韭菜 100 克。

功效: 排毒, 润肠, 通便, 用于食少、便秘。

用法: 取全棵老韭菜, 洗净后用水煮熟, 食用, 一日一次。

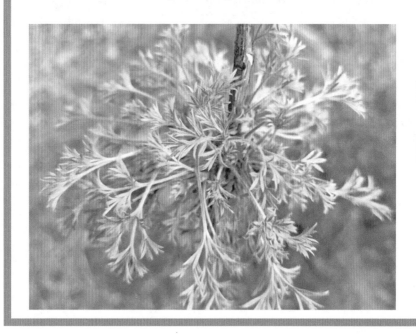

茵陈

　　过去物资匮乏的时候，尤其是在春天青黄不接时，去田地里挖野菜是为了充饥，而如今生活水平提高，去田地里挖野菜是为了改善生活、调理身心。其实，根据药食同源的道理，身边的很多野菜本身就是中药，如"正月的茵陈，二月的蒿，过了三月当柴烧"中的茵陈（又名"白蒿"），本身就是一味很好的中药。

　　茵陈的作用是清利湿热、利胆退黄，通俗地讲就是能够保护肝脏和胆囊，是一味很好的治疗肝胆疾病的中草药。那又是谁发现茵陈的这一功效呢？

　　相传有这样一个故事：

　　有一个黄痨（即黄疸）病人，面皮萎黄，眼睛凹陷，瘦成了个

"刀螂"。这天,他拄着拐杖,一步一哼地来找华佗:"先生,请你给我治治吧。"

华佗见他得的是黄痨病,皱着眉摇了摇头说:"眼下医生们都还没找到治黄痨病的办法,我对这种病也是无能为力呀!"

病人见华佗也不能治他的病,只好愁眉苦脸地回家等死了。

半年后,华佗又碰见那个人。谁想这个病人不但没有死,反倒变得身强体壮、满面红光的了。华佗大吃一惊,急忙问道:"你这病是哪位先生治好的? 快告诉我,让我跟他学学去。"

那人答道:"我没请先生看,病是自己好的。"

华佗不信:"哪有这种事! 你准是吃过什么药了吧?"

"药也没吃过。"

"这可就怪了。"

"哦,因为春荒没粮,我吃了些日子野草。"

"这就对啦,草就是药,你吃了多少天?"

"一个多月。"

"吃的是什么草啊?"

"我也说不清楚。"

"你带我看看去。"

"好吧。"

他们走到山坡上,那人指着一片野草说:"就是这个。"

华佗一看,说:"这不是蒿子吗,莫非能治黄痨病? 嗯,弄点回去试试看。"

于是,华佗就用蒿子试着给黄痨病人下药治病。但一连试了几次,病人吃了没个见好的。华佗以为先前那个病人准是认错了草,便又找到他,叮问:"你真是吃蒿子吃好的?"

"没错。"

华佗又想了想问:"你吃的是几月里的蒿子?"

"正月里的。"

"唔,正月间阳气上升,百草发芽。也许正月的蒿子有药力。"

第二年开春,华佗又采了许多正月间的蒿子试着给得黄痨病的人吃。结果这回可真灵!吃一个,好一个,而过了春天再采的蒿子就不能治病了。为了把蒿子的药性摸得更准,等到第三年,华佗又一次作了尝试,他逐月把蒿子找来,又分别按根、茎、叶放好,然后给病人用药。结果,华佗发现,只有幼嫩的茎叶可以入药治黄痨病。为了使人们容易区别,华佗便把可以入药的幼嫩蒿子取名叫"茵陈"。他还编了三句话留给后人:"正月的茵陈,二月的蒿,过了三月当柴烧。"

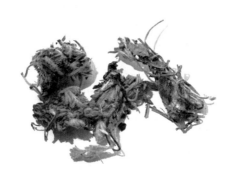

中药茵陈

如今过春节是酒足饭饱,人又清闲,经常是过了春节胖三斤,而且饮酒过多也会使肝脏负担过重。而茵陈在河南遍地都是,如果去野外麦地、果树下去挖一些茵陈,回家后我们就可以做菜,一般会有两种吃法。

凉拌:因为挖的是野菜,回家后一定要冲洗干净,如果在水盆中放半个小时以上,就会变得青绿可爱。然后把水烧开,在水中煮3分钟,捞出拌入葱、姜、蒜、盐、酱油,再淋上一些香油即可,这种吃法清爽可口。

　　蒸菜:用水清洗干净以后,沥干水分,慢慢地撒上一些面粉,也可加一些粗粮如玉米面粉,拌匀上开水锅蒸5分钟,然后拌入葱、姜、蒜、盐、酱油,淋上香油,这种吃法绵软可口,清香益人。

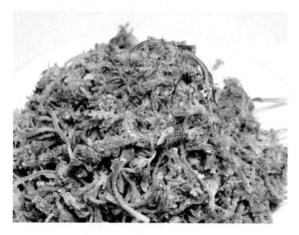

家常版蒸茵陈

　　说完了茵陈,那与其长相十分相似的青蒿的药用价值又在哪里呢?

　　青蒿,植物学上称"黄花蒿",具有清虚热、除骨蒸、截疟的功效。东晋葛洪的《肘后备急方》中有其抗疟的记载,其中的"青蒿一握,以水二升渍,绞取汁,尽服之"更是一语惊醒历尽艰辛研究防疟治疟的后人屠呦呦,使其成功从中提取到青蒿素。屠呦呦也因此获得了"诺贝尔奖",成了中国首位"诺贝尔生理学或医学奖"获得者。

　　其实,生活中处处皆学问,天地之间各种规律与各种物质的药性都是天然存在着,重点是我们是否发现了这些规律与物质的药性。比如,茵陈的药性是天生存在的,而那个病人只知道自己吃野草治好了自己的黄痨病,而没有深度思考并把这种草变成药物去使用,而华佗发现了茵陈"清利湿热"的药性并找到了茵陈的规律,从而治好了黄痨病;葛洪发现了青蒿"清虚热、除骨蒸、截疟退黄"的药性,不仅能治疗黄痨病,还能治疗疟疾;屠呦呦在前辈经验的指引下利用现代科技进一步从青蒿中提取出"青蒿素",从而让"青蒿素"走向了世界,挽救了无数人的生命。

历史上从来没有新鲜事,万事万物皆有其共通之处。学会思考,学会贯通,方能洞悉世事,把握未来,以智慧之光照亮前行之路。

◄ 本草小验方 ►

材料:茵陈 15 克。

功效:利湿降脂,用于高脂血症。

用法:开水冲泡,代茶饮。

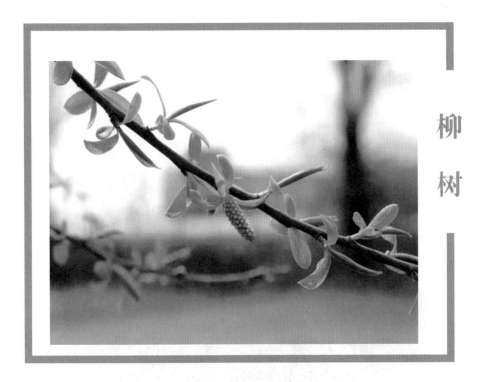

柳树

　　"碧玉妆成一树高，万条垂下绿丝绦。不知细叶谁裁出，二月春风似剪刀。"春天来了，柳树也早早在沃野千里的土地上送来新绿。它的嫩叶可入药，枝条可编筐，枝干可作椽子建屋，主干亦能制做成家具，甚至还可化身成厨房的菜墩等。柳葚成熟后，柳絮漫天飞舞，随风而落，落地生根。如果想让柳树早点成才，可将生长三年左右刚发芽的枝干砍下来，随意插之，即可成活，再过两三年就能长成粗壮之树，要不怎么有"无心插柳柳成荫"之说呢？

　　柳树耐碱抗旱，适于造防沙林，多生长在贫瘠的土地里，荒凉的河岸旁。小时候我们村北边、东边全是沙岗，沙岗上是柳树和槐树；西边临河，河套里也长满了柳树，年少时代在青黄不接的季节里,柳叶、柳葚也是最好的充饥食品。每年春季,沙岗上的柳树刚刚抽叶长出柳葚,我就会把新鲜的柳叶与柳葚采摘回家,用井水淘洗干净,放在锅中煮熟,每天换一两次水,等到柳葚不苦时,既可以凉拌,又可以包包子,还可以做成柳叶馒头,清新可口。

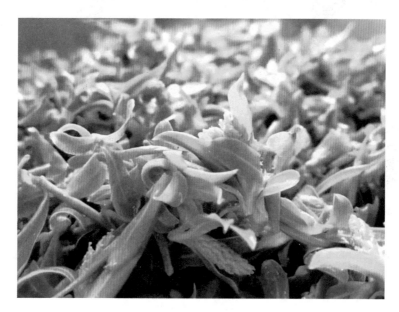

家常版凉拌柳葚

柳树的贡献不仅仅是在开春之后送来最清凉的食物,在那个物资贫乏的时代里,它更是我心中最快乐的伙伴。因柳树枝条长得很快,当年生的嫩柳枝很快就能长到像铅笔一样的粗细,细小的、带叶的部分会被编织成一个圆形的柳叶帽戴在头上;主干部分会用手轻轻地扭动,把里面的柳条抽出来,留下完整的圆筒形的柳皮,制成一个个长短不一的圆筒,再把边缘 2 毫米左右的绿皮刮掉,这就做成了一个柳笛。放学的路上,常常能看见三五成群、头戴柳帽、手握柳笛的少年。

在那个时代，每年入冬以后，除了白菜和萝卜，其他应季青菜非常少见，一个冬天，基本上吃的是自己腌制的"咸菜"和"酱豆"。伴随春天到来的是气温的升高，万物的生长，同时，人们也要到田地里开始春耕。这时候，经过一个冬天的积累，身体的"火气"也慢慢地升腾起来，出现口干舌燥、肝火上升、皮肤瘙痒、小便发黄及眼睛发红等不适症状。在这样的时节里，柳树的枝叶就成了难得的降火去燥的佳品之一。

柳树的种类很多，生活中常见的有旱柳、黄金柳、大叶柳、白柳、竹柳、腺柳、圆头柳等。

柳树根、皮、枝、叶、花、籽均可入药，其中《神农本草经》中记载："柳华，味苦，寒。主风水黄疸，面热黑。一名柳絮。叶，主马疥痂疮。实，主溃痈，逐脓血。子汁，疗渴。生川泽。"

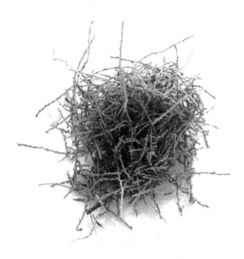

中药柽柳（系柽柳细嫩枝杆）

《本草纲目》中还记载了一种叫"柽柳"的品种。柽柳，《尔雅》云"河柳"，《诗疏》称"雨师"，《本草纲目》称"观音柳"。《本草纲目》曰："天之将雨,柽先知之,起气以应,又负霜雪不凋,乃木之圣者也……今俗称长寿仙人柳,亦曰观音柳,谓观音用此洒水也。"

柽柳的枝叶具有透麻疹、消痞满、解酒毒、利小便、平肝火的作用,可用于治疗气管炎、膀胱炎、高血压、牙痛、关节肿痛、痧疹、皮肤瘙痒等。

在我国,凡良药大多有与之相应的传说,柳树也不例外。相传:

曾经鱼凫部落来到成都平原的时候,岷江还没有梳理好河道,纵横乱流。因为严重的水患,人们经常受到瘴气的侵扰。花莲公主作为鱼凫王的妻子,承担起了身为王后的职责,并采来柳树叶熬汤,以解除人们的疾病。而采摘柳树叶的人多了,柳树叶就不够采摘了。花莲公主决定教大家在河边种植柳树,于是温江的大、小河边从此绿树成荫。这条江,就叫杨柳大江,岷山之雪水,流到杨柳大江后由于这里地势平坦,水流到这里就不那么湍急,也不那么寒冷。于是人们逐渐称杨柳大江为温江,后来这里逐渐发展为县,取名为温江县。

从看到风吹杨柳,健身家受启发创编了名为"随风摆柳"的捏腰眼、摇肢体动作,用以缓解腰部酸痛;到柳树药材取用方便,无须进行繁杂的炮制,且大多可以单方成药;再到尖细狭长的柳树叶子,成为人类造物的仿生对象,创造出外科医生的手术刀等,柳树仍蕴藏生命科学诸多未解之谜,希望我们能始终践行"知其然,更知其所以然"的探究,探索其祛病疗疾、强身健体的奥秘,通过知其所以然,开发研制出药效更高更确切的新"柳药"。

◆ 本草小验方 ◆

　　材料：柳叶、嫩柳枝适量。

　　功效：清热解毒，消肿止疼，拔脓生肌。

　　用法：春、夏季的柳叶或嫩柳枝捣烂，如在秋季因柳枝干枯，则将柳叶捣烂，加入适量75%酒精或白酒。用冷开水洗净患处，将调好的药敷于局部，一日一次。

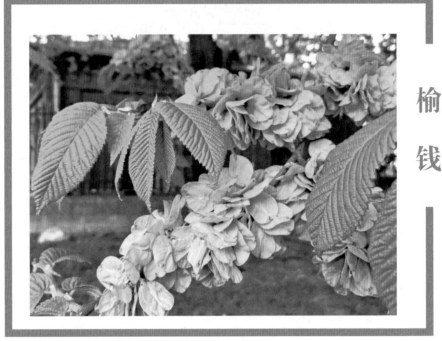

榆钱

在过去没有温室大棚种植技术的年代,清明前后是真正的青黄不接,大地上可以充饥的荠菜、蒲公英等野菜,随着春节过后时间的推移越来越少,越来越老,慢慢地也就不能再食用了。

然而,人们常说天无绝人之路,当没有更好的可以充饥的食物的时候,榆钱便开始悄然生长。在我年少的时候,我们村家家户户院子中都栽种着几棵榆树——一是榆树木质优良,可以做家具和农具;二是榆树对环境要求很低,即便是在房前屋后再贫瘠的土地上都能生长,而且生长周期长,韧性好,强度大。榆树在幼小时期,其枝干便足以作为房屋的椽子使用;稍微长大一些的时候,可以当檩条用;再长大一些,粗壮的树干便可以做房屋的大梁了;而开春之后可以吃榆钱,榆钱落了可以吃榆叶,一直可以吃到大地上长出自己种的蔬菜为止。

小时候,我家就种了四棵榆树,院子里种了两棵,大门外胡同里种了两棵,胡同里的两棵长得特别的高大茂盛。每到榆钱盛开的时候,我都会爬上树摘榆钱,摘着还不忘向自己的嘴中填一把榆钱。那时候也没有卫生与不卫生的意识,只是享受着春天带来的满口清香。

榆钱摘回后,一般是用井水淘洗干净,再用玉米面加些小麦面拌匀后做成窝窝头,上笼蒸半个小时即可起锅食用。或者将洗净的榆钱拌上面粉直接摊上笼蒸七八分钟,放入油盐即可食用。偶尔也会在小米粥快要熬好时加入油、盐,再撒上几把干净的榆钱做成咸米饭。当然最简单的是用井水淘洗干净后,直接拌上油盐当凉菜吃,但最让人难忘的还是做成窝窝头,再来一口蒜苗,不过当时能吃上新鲜蒜苗的机会并不多。

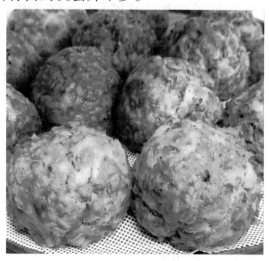

家常版蒸榆钱馒头

　　胡同里的两棵榆树在立夏到来之前，一直是我家蔬菜的"供给站"，只要是下面条没有蔬菜时，我都会爬上树摘一些新鲜的榆叶下锅，如果摘到更多的榆叶就做成榆叶窝窝头。

　　夏天的榆树更是"宝贝"，只要不下雨，白天在树下遮阳乘凉，晚上就在榆树下铺个草席过夜。如果想解馋，就在榆树下生个火，爬上榆树使劲地摇晃，树上的"知了"就会纷纷落下，有条件时用油炸着吃，条件不充裕时用清水煮熟后放些盐与辣椒就可以吃了，这也是年少时为数不多的美食之一。

　　榆钱寓意"余钱"，承载着人们对美好生活向往的愿景。相传：

　　很久以前，在黄河北岸的一个小村子里，住着一对善良的夫妻。有一天，农夫去黄河滩里挖野菜，看到路上躺着一位奄奄一息的老者。农夫动了恻隐之心，就把老者背回了家。老伴看这位老者快要饿死了，就赶紧把家里仅有的一碗米煮成稀饭给老者吃。老者吃饱后有了精神，看了看农夫的家。

　　老者说："你们日子过得这样苦，还把仅有的一点米给我吃了，真不知怎样感谢才好。"

　　农夫说："说啥感谢，都是穷人，哪有见死不救的道理？"

　　老者听了农夫的话，很受感动，从怀里掏出一粒种子递给了农夫。

　　老者又说："这是一棵榆树的种子，把它种到院子里，等到长成大树时，如果遇到困难，需要钱时，晃一下树，就会落下钱来，切记不要贪心。"

　　说完老者就走了，农夫把这粒种子种到院子里，果然长出一棵幼苗，没几年就长成了一株参天大树，更奇怪的是，树上竟结出了一串串的铜钱。虽然有了这棵树，老两口还是靠种地维持生活，只是遇到非常困难时，才到树下晃几个铜钱来。

这个消息慢慢地传了出去，被村里的一个地主知道了。他带着打手，气势汹汹地来到农夫家，把老两口赶了出去，霸占了这棵树。地主来到树下，看着树上结着一串串铜钱，抱着树就晃了起来，树上的铜钱像雨点一样哗哗地落下。地主一边用力晃树，一边哈哈大笑，嘴里不停地喊着："我发财了，我发大财了！"地主从早晨晃到中午，最后累倒在铜钱堆里，并被铜钱埋了起来压死了。从此以后，这棵树就再也不结铜钱了。

次年，大旱，地里寸草不生，村民们眼看就要饿死了。村里几个孩子来到这棵树下玩耍，看到树上又结出了一串串绿色的东西。孩子们感到好奇，就爬到树上，忍不住摘下几片放到嘴里，惊喜地发现它们微微有点甜，十分好吃。孩子们高兴地把这一发现告诉了家长。饥饿的村民闻讯纷纷来到树下，品尝这种绿东西。奇怪的是，人们吃了它以后，不仅不感到饿了，还感觉浑身充满了力量。就这样全村人靠这棵树度过了荒年。后来，村民们为了纪念这棵曾经拯救了全村人性命的树，又因为它结出的"绿东西"长得像一串串的铜钱，就给它起了一个很好听的名字叫"榆树"，"绿东西"就叫作"榆钱"。后来，这样的"榆钱"就成了榆树的种子，它随风飘下，落地生根，开花结果。

一方水土养一方人，善良的人们总是把自己的价值观寄托在有善有恶的故事里。榆钱不仅是人们用来果腹的食物，还是一味中药。《本草纲目》记载："榆白皮利窍，渗湿热，行津液，消痈肿。"

随着时间的推移，人们慢慢发现，榆钱不仅具有药食两用的特性，而且其养生保健的价值也越来越高。

健脾和胃：榆钱有助于胃酸的分泌和食物的消化，适用于脾气虚弱、运化无力所致的脘腹胀满、大便溏泄、食欲不振、肢倦乏力等症。还可暖胃,用于胃寒证。

安神助眠:榆钱果实中含有大量水分、烟酸、维生素 C(抗坏血酸)及无机盐等,其中钙、磷含量较为丰富,有清热安神之效,可缓解神经衰弱、失眠。

杀虫消肿:榆钱果实中的烟酸、种子油有清热解毒、杀虫消肿的作用,可杀多种人体寄生虫。同时,榆钱还可通过利小便而消肿。

止咳化痰:榆钱味辛入肺经,能清肺热、降肺气。榆钱种子油有润肺止咳化痰之功,可用于改善咳嗽痰稠之病症。

促进骨骼生长:榆钱中钙含量非常高,而且不含草酸,非常容易被人体吸收。幼儿适量食用榆钱可促进人体骨骼生长发育,帮助长高,老人适量食用榆钱可以有效预防骨质疏松。

预防贫血:榆钱中铁含量非常高,可以有效地改善贫血情况,预防缺铁性贫血,有此类病症者可以适当食用。

降血糖:榆钱中膳食纤维含量非常丰富,可以清洁肠道,加速身体的代谢,从而有效地控制血糖。而且膳食纤维还可以延长葡萄糖的吸收速度,可控制餐后血糖,对于糖尿病患者及高血糖患者来说都是非常好的食物。榆钱本身热量并不高,作为减肥餐的主角,不但对于身体有非常多的好处,还可以有效地助力减肥,帮助人们控制体重,维持健康。

榆钱既美味又健康,是大自然赐予人类的一道美食。

每当想起家乡,那满树翠绿的榆钱便浮现在眼前,每次回家都能在当年的榆树下想起童年的景象。但更令我感概的是,随着时代的变迁,许多农村已经难觅榆树的踪影,那份淳朴的自然风味似乎也渐行渐远……

　　这一切,都仿佛成了一个遥远的梦,让人怀念。

本草小验方

材料:榆白皮、干皮,解皮(根皮)50 克,根白皮佳。

功效:利水通淋,用于小便不通,淋浊,水肿。

用法:水煎服,早晚各一次。

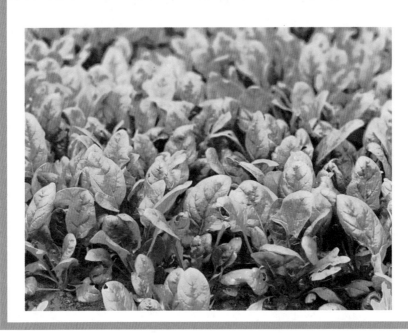

菠菜

　　春风拂面,万物复苏。此时在乡间门前屋后的小菜园里,各种春天的菜蔬早已是绿意盈盈,青鲜鲜的菠菜便是其中之一。

　　菠菜原产于古波斯(今伊朗),也称为"波斯菜"。据《旧唐书》等古书记载,菠菜的种子在唐太宗时期由尼泊尔作为贡品传入中国,距今已有一千多年的历史。现中国各地均有栽培,菠菜在蔬菜中身价很高,是一种常年供应市场的绿叶蔬菜。

　　菠菜属于四季蔬菜,且对土壤适应能力强,种子即使在冬季也能破土而出。苏东坡曾在《春菜》中用诗句"北方苦寒今未已,雪底波棱如铁甲"来表达菠菜的坚韧。"波棱"即菠菜,古时京师地寒,冬月无蔬菜,然而在这天打霜下雪的苦寒之际,雪底下的菠菜却长得好好的,像铁甲一般。同时,菠菜生长速度快、生育周期短,而且易种易活、采摘期长、产量高等特点使它"飞入寻常百姓家",成为装扮庭院的重要成员。尤其是在早春的时节,万物刚刚复苏,一丛丛绿油油的菠菜透出新鲜的气息,成为初春的"使者",向人们展示着蓬勃的生命力。

菠菜不仅是一种日常蔬菜,还有许多保健功能,甚至有"营养模范生"的美称。

健胃消食:菠菜有助于胃酸的分泌和食物的消化,适于饮食积滞证。也有助于中和胃酸,缓解胃痛。

降糖降脂:菠菜可促进糖分分解,有降低血糖的作用;具有使过剩糖分转化为热量的作用,改善体内的脂肪平衡。

预防心脏病:菠菜中含的亚硝酸盐能给心脏病突发者"通气"。

止血凉血:菠菜适宜出血性疾病的患者。菠菜还可促进人体气血运行,适于血瘀证。

防止便秘:常食菠菜可保持肠内粪便湿润,以利通便。患有习惯性便秘者可常食用菠菜猪血汤。

菠菜的药性在《本草纲目》里面就有过记载,菠菜"甘冷、无毒,可开胸隔、通血脉、止咳润燥,根尤良"。在《食疗本草》中也有记载,菠菜能"通肠胃热、利五脏、解酒毒"。可见菠菜是可以作为食疗的食材去辅助治疗疾病的。中医学认为,菠菜味甘,性平,归属于肝、胃、大肠及小肠经,具有解热毒、通血脉、利肠胃和养血、止血、平肝、润燥等作用,常用于头痛、目眩、目赤、夜盲症、消渴、便秘、痔疮等疾病。还可以补肝养血、润燥通肠,适用于心悸、手足发麻、失眠多梦、面色㿠白、指甲暗淡无光等症状。

菠菜以色泽浓绿、根为红色、茎叶不老、无抽薹开花、不带黄烂叶者为佳。常见做法有凉拌菠菜、菠菜炒鸡蛋等。

凉拌菠菜:将菠菜洗净放开水锅里焯烫,捞出挤净水分,放入碗中,用盐、醋、糖、麻油、蒜、辣椒油拌匀即可。

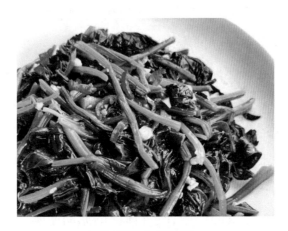

家常版凉拌菠菜

菠菜炒鸡蛋:葱、姜切末备用。将菠菜洗净切大段,先放菠菜梗,后放菜叶,入开水中焯烫约 30 秒,捞出攥干水分。再将鸡蛋中加一勺料酒、少许白糖打散,大火热油滑散鸡蛋后盛出。少许底油爆香葱、姜,下入菠菜和鸡蛋,加入盐翻炒均匀即可。

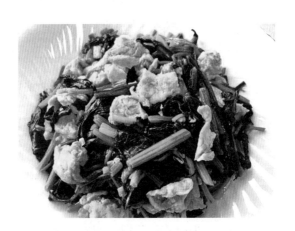

家常版菠菜炒鸡蛋

需要强调的一点是,菠菜中还含有草酸,这种物质直接食用对人体是有害的,且不易排出体外,所以在烹饪菠菜时建议先将其焯水,去除部分草酸,确保食用安全与健康。

此外,还有一点需要澄清——菠菜并不是补铁佳品。因为菠菜中的铁含量并不高,且菠菜中的铁是人体吸收率较低的非血红素铁(人体主要吸收二价铁),同时菠菜中的草酸也会影响铁的吸收,所以若需补铁建议选择动物肝脏、肉类、鸭血等更为可靠和有效。

关于菠菜还有这样一段趣闻。相传:

有一年,乾隆皇帝微服私访,体察民情。一日中午,行至江南一带,忽感口干舌燥,腹中饥饿。望前看后,只见有一村庄,村庄边有一茅舍,心中大喜,决定借这户人家歇歇脚,寻点食物充饥。进了门,却见此户人家中十分贫寒,无甚摆设,只有农妇一人在家,乾隆便向她说明来意。农妇见家中来了一位衣着华丽的官人,又惊又愁。惊的是,这偏僻村庄居然来了贵客;愁的是,家中实在贫寒,无甚招待。因当地农家有好客习俗,农妇便请客人进屋洗漱,用茶歇息。

这户人家以打柴种菜为生,农妇在家中寻来找去,仅有上午男人带回来的两块豆腐。她只好又到屋后菜地里拔了一把菠菜,将豆腐切成小块,用豆油煎成两面金黄后,投入菠菜同烧。之后,便盛了一大碗,端给客人吃。

乾隆生在皇宫,每天吃的是山珍海味,哪里吃过农家小菜,加上腹中饥饿,更觉口味鲜美。不大工夫,一大碗菠菜豆腐连同汤水全被吃光了。乾隆心想:我的胃口从来没有这样好过,虽为一国之君,何时享受过今天这样的口福,但不知此菜是用什么做的。于是询问农妇,刚才吃的是什么山珍海味？农妇见问,暗自好笑,哪里是什么山珍海味,只不过是一般家常菜罢了。豆腐用油一煎,外面金黄色,里面白玉色,菠菜叶绿根红,像鹦鹉的嘴巴。客人既然这样发问,不妨说一个好听的菜名告诉他,便随口回答："这菜是'金镶白玉板,红嘴绿鹦哥'。"

乾隆一听,十分高兴,临走时赠送农妇折扇一把作为酬谢。此后乾隆回到宫中后依然对此菜念念不忘,多次传召御厨,并在佳节时分赏赐大臣共同食用,百姓因此纷纷效仿。"金镶白玉板,红嘴绿鹦哥"这句俚语,便逐渐流传开来。

如今在江南民间,只要人们一说"金镶白玉板,红嘴绿鹦哥"这一俚语,便知道指的是菠菜豆腐汤了。由于它是素汤,菠菜新鲜,豆腐白嫩,爽口味美,制作简便,营养丰富,因此,成为人们广泛喜爱的家常菜肴。

菠菜以它丰富的营养、爽滑的口感和多样的功效,成为餐桌上必不可少的佳肴之一。菠菜如此,人亦当然。人生如海,奔腾不息,巨浪袭来,会游泳的人,才能上岸。只有修炼出特长,锻炼出能力,锤炼好本领,把时间和精力放在个人修行上,持之以恒,你会发现,往后的道路才会越走越宽敞。

本草小验方

材料: 菠菜、猪血适量。

功效: 通便,治疗便秘。

用法: 加清水适量煮汤,调味后食用。

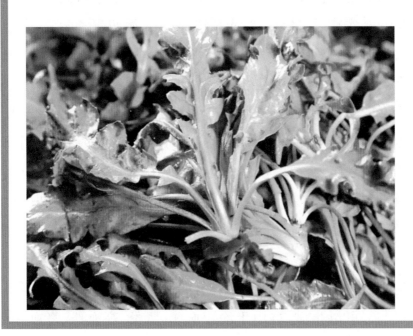

荠菜

当今，人们可食用的野菜品种中，荠菜称得上是佼佼者，它是自然界天然生长的野菜，也早早地迎接春天的到来。荠菜在早春时浑身碧绿，娇小可爱，夏季高度可达 50 厘米；叶呈现莲座状，长度可达 12 厘米。每年的四至六月份开花结果，花朵呈白色，果实为倒三角状。荠菜很容易生长，全国各地都有，常常生长在旷野、田间地头、道路旁或庭院中。

《救荒本草》记载，荠菜在灾荒年月是代粮充饥之物，贫困者视其为宝。民谚有："荠菜儿，年年有，早春刚刚发绿芽，饥饿之人不停手。"《木草纲目》也有记载："荠生济济，故谓之荠。"荠，也有济济众生的意思。

关于荠菜还有一段风雅的传说。据说，春天过后，为赶农时，贫困人家常常在外边风餐露宿，辛苦劳作，故而头痛病很常见。三月初三，神农路过，见乡民头痛难耐，便找来野鸡蛋和荠菜，煮给人们食用。人们吃了以后，头居然不痛了。"三月三，吃荠菜煮鸡蛋，一年不头疼"的习俗也延续至今。

荠菜还与宋代的名人范仲淹有关。范仲淹幼年丧父，母亲改嫁。他年少时在长白山的一座寺庙中学习，为了节省时间，常用粟米煮成粥，盛入碗内，放一夜后就会凝结成块，然后用刀分割成四块，早晚各取两块，再切十几根荠菜放入碗中，加热后食用，如此过了三年。后来他中了进士，被任命为兵部尚书，一生"先天下之忧而忧，后天下之乐而乐"。这就是"粟粥荠菜"的典故。

荠菜具有很高的药用价值，具有明目、解热、利尿、治痢等功效，其花与籽可以止血，可用于治疗血尿、肾炎、高血压、咯血、痢疾、麻疹、头昏、目痛等症。

止血：荠菜中含有荠菜酸，能够缩短出血及凝血时间，可有效止血，更好地预防功能性子宫出血和牙龈出血。

解毒消肿：用荠菜水来泡脚，可以起到消除水肿的作用。

降压降脂：荠菜中含有乙酰胆碱，不仅可以降低血液及肝脏中胆固醇和甘油三酯的含量，而且还有降血压的作用。

缓解眼部不适：荠菜中含有丰富的胡萝卜素和维生素A，可有效预防高血压引起的眼底出血，改善眼睛干涩，可用于治疗眼干燥症、夜盲症、糖尿病性白内障等。

提高免疫力：荠菜中含有丰富的维生素C，煮水后服用，能够增强人体的免疫力和抵抗力，起到预防感冒的作用。同时还可防止硝酸盐和亚硝酸盐在消化道中转变成致癌物质亚硝胺，预防胃癌和食管癌的发生,而且荠菜含有二硫酚硫酮,具有抗癌作用。

促进肠蠕动:荠菜中含有大量的粗纤维,可增强大肠蠕动,促进排泄,从而提高新陈代谢,助于防治高血压、冠心病、肥胖症、糖尿病、肠癌及痔疮等。

其他:荠菜还能辅助治疗感染性疾病,促进伤口的愈合,且有一定的抑制大脑兴奋的作用,能有效改善人体的睡眠质量。

荠菜性凉,味甘、淡。在享受春天带来的美味的同时,需注意以下三类人员应尽量避免食用荠菜。

过敏者:若有荠菜过敏史,一般不建议再食用荠菜,否则会诱发过敏,表现为皮肤红疹、瘙痒、恶心、口腔黏膜肿痛等,严重时可引起过敏性休克。

脾胃虚凉:荠菜性凉,有食欲不振、乏力、腹泻、腹痛、大便溏稀、舌苔薄白等表现的脾胃虚寒者,应慎食,以免不适症状加重。

特殊生理期的女性:处于较为特殊时期的女性,如在月经期、妊娠期等,其体质相对虚弱,胃肠道功能也相对较弱,应减少或避免进食荠菜等凉性食物,以免引起腹泻、腹痛等不适症状。

荠菜有很多种吃法,在开封,常做蒸荠菜。荠菜从野外采来后,择取干净放入水中清洗、浸泡一两个小时后捞出沥水晾干。第二天早上,依据个人时间来选择不同的烹饪方式。如果有时间,荠菜拌油后加入面粉拌匀,上锅蒸,水开后再蒸六七分钟,然后加入一些调料即可食用。如果时间不充裕,就把荠菜放入开水中煮两三分钟,捞出沥水后加入调料即可。如果你只是在庭院中找到了几棵荠菜,那么洗净后加入几颗鸡蛋清炒,同样是一种美味。虽然荠菜在早春还没有泛绿时,浑身是土灰色,颜值并不高,但经过蒸制或者水煮,就会变得浑身碧绿,十分赏心悦目。

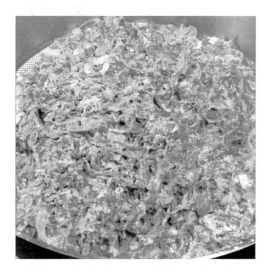

家常版蒸荠菜

　　春寒料峭之时，其他野菜还不见踪影，荠菜就已现身大地之上，带着它翠绿的锯齿，独特的美味，延续人们对它的千年钟情。品尝荠菜，不仅是品味其鲜美，更是品味一种情愫，一种心情，一种追忆。

　　范仲淹一生才华横溢，虽因秉公直言而屡遭贬斥，但无论身在何处，他都能够立足当下，为百姓谋福祉，从而做出一番事业。这不正如那苍茫大地上的荠菜，虽春寒料峭，却傲然挺立，以翠绿之姿，延续千年印记？

◆ 本草小验方 ◆

　　材料：荠菜 100 克。

　　主治：痢疾。

　　用法：水煎服。

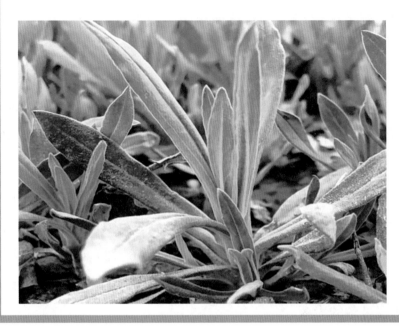

面条棵

小麦最早诞生于九千年前的农耕文明,在它诞生后的六千五百年,小麦种植技术连同制面技术传入中国。穿梭在丝绸之路上的阿拉伯商人随身携带面团作为干粮,食用前将面团分成小块,搓成条状晒干,置于火上烤炙,这几乎是人类历史上早期的面条。

这样的面条沿着丝绸之路进入中国,开始在中原地带繁荣兴盛。但喜喝汤的中原人将面条与水同煮,热汤中取面时,也就诞生了筷子。

面条的最早文字记录是东汉,2005年在青海省民和县喇家遗址中发现了距今有四千多年的面条,长约50厘米,宽约0.3厘米。

不同朝代均有对面条的记载,但对面条的名称却不统一,如水溲面、煮饼、汤饼、水引饼等。"面条"一词直到宋代才正式通用,那时的汴京(今开封)就出现了最早的商业街,商业街上鳞次栉比的饭馆中就有手擀面、刀切面、拉面……主流的面条做法就有三十多种。

虽然在宋代时,面条的做法就已经有三十多种,但在我年少的时代里,吃的几乎全是手擀的汤面条。之所以是汤面条,是因为在当时的农村,这种做法简单易行,更重要的是也没有见过其他种类面条的做法。

随着年龄的增长和阅历的丰富,我也品尝过很多种外地的面条,但印象最深的还是每年春季吃的"面条棵"汤面条。每年春季到来之际,在给小麦浇返青水的时候,都会在田间地头薅一些野菜,这些野菜主要是"面条棵",回家的时候顺手再在自家的菜地里薅一两棵过冬的大葱。

回到家中,母亲把和好的面团放在盆中"醒面",然后把洗净的大葱切成葱花,用盐拌匀滴上芝麻油腌一小会儿,最后用井水把薅过来的"面条棵"淘洗干净。这时我便开始向锅中添水,并点燃柴草烧水,等母亲把面条擀好时,我也已经把锅中的水烧开了。每到这时,母亲就会让我准备好几把易燃的干柴草,她掀开热气腾腾的锅盖,把面条均匀下入锅中,然后再把"面条棵"放在已下入锅中的面条上。这时我迅速将干柴草全部塞入灶中,猛拉几把风箱,火势瞬间旺起。等到锅中再次沸腾时,母亲把腌制好的葱花倒入锅中,顿时香气扑鼻,这样一锅香喷喷又白中透绿的汤面条,就大功告成了。时隔多年,"面条棵"的翠绿、面条的筋道和葱花的咸香仍记忆犹新,仿佛还能感受到那份家的温馨与美好。

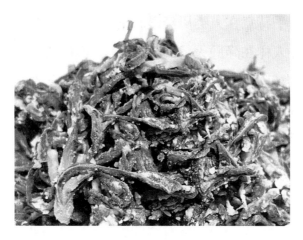

家常版蒸面条棵

面条棵的叶子像极了"面条",故而得名。它不只是能吃的野菜,还是一味很好的药用植物,全草入药,具有一定的润肺止咳、凉血止血的功效,甚至对虚劳咳嗽、鼻衄、吐血等病症,都有很好的效果。

小麦是唯一一个历经春、夏、秋、冬四季的农作物,中医食疗认为小麦性凉味甘,入心、脾、肾经,可改善心烦不寐、神经衰弱的症状,适当食用可养心安神,促进睡眠。小麦还具有益肾补精的作用,可改善肾虚所导致的腰膝酸软、须发早白等症状。小麦还能够降低血液循环中的雌激素浓度,从而达到预防乳腺癌的目的。而开春以后郁郁葱葱长出来的"面条棵"又具有润肺止咳、凉血止血的卓越功效,二者相合,那一锅热腾腾的"面条棵"汤面条就成了美味又营养的佳肴。

其实,在中国的养生观念里一直讲究的是"天人合一",开春之后,为什么是茵陈、荠菜、面条棵这几种野菜率先崭露头角呢?我想这或许是大自然的精妙安排。在过去没有反季节蔬菜的年代,大自然似乎特意在人类历经漫长的冬天之后,让这些野菜生长出来,以弥补人体在降肝火、补充维生素方面的需要。它们不仅是大自然对人类健康的悉心呵护,还是确保人体正常生长所需的有益补充。这种"天一合一"的智慧,让我们更加敬畏自然,珍惜每一份来自大自然的馈赠。

本草小验方

材料:面条棵适量。

功效:减肥通便,润肺止咳,促进消化。

用法:新鲜的面条棵洗净(晒干的面条棵泡发),然后在开水中煮5分钟,将面条棵捞出加食盐拌匀食用,剩下的水喝掉。

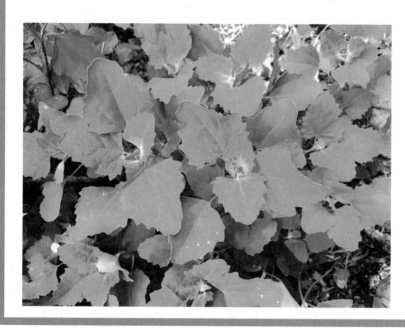

灰灰菜

随着黄河流域生态保护的持续推进,黄河两岸湿地公园的功能日益完善,加之开封几所重点高校都坐落在开封北部与黄河南岸之间,如此,这一区域的生态宜居功能就愈发凸显了。

前段时间因工作需要,有幸结识了几所高校的专业人士。闲暇之余,有位好友多次邀请我去他家做客。一直以来,我们在养生和庭院布置的观点上存在些许分歧,便猜想他此次邀请我,大约就是为了在聊天中,让我认同他的养生观念,并对他独具匠心布置的小院加以认可。作为一个土生土长的农村人,我虽有着"采菊东篱下,悠然见南山"的田园情怀,但并没有城市人对闲云野鹤般农村生活的向往。就这样,在好奇心和友情的驱动下,我欣然接受了他的邀请,前往他家拜访。

　　到了地方,就看到一栋并不显眼的三层小楼,坐落在绿树白云之间,很有诗情画意的感觉。一进院落,一条砖铺的小路通往客厅,而小路两旁,则是自然生长的野草,这些草大多数是我能叫上名字的,然而,其中两棵灰灰菜格外引人注目。它们高于其他野草,而且分枝分叉特别多,十分的茂盛,在"群草"中有一种鹤立鸡群的感觉,显得十分与众不同。朋友看了看我说:"老弟,这两棵灰灰菜可是平时我餐桌上的重要角色之一,早上蒸着吃,中午下面条,晚上拌成凉菜,再小酌两杯,可都少不了它。其他野菜跟它一比,都成配角了。"我环顾四周,确实整个院子里,没有一棵是人们精心种植的蔬菜,全是这片土地自然孕育的野草。进入客厅,茶台上的花瓶中插着的是从院子杂草中剪下的枝蔓,看着十分清新,瞬间就让人有一种融入自然的感觉,心灵都得到了极大的放松和愉悦。

　　移到餐桌前,更是耳目一新。凉拌荠菜、灰灰菜、猪毛菜、七七芽,当中还有一大份蒸艾叶和薄荷茶。看着满眼的绿色,瞬间就让人心生清凉。推杯换盏之间,他热情地向我传授他的自然养生之道。

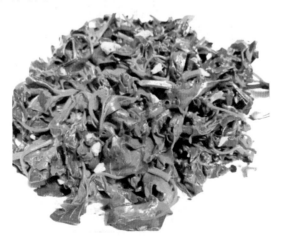

家常版凉拌灰灰菜

　　他说："什么是'天人合一'？'天人合一'就是人应该合于自然,合于四季,在什么季节就享用那片土地上自然生长的野菜,这才是真正符合'天人合一'之道。"喝了一杯薄荷茶后,他又说:"就比如今天吃的灰灰菜吧,灰灰菜不仅含有丰富的维生素 B_1、维生素 B_2、维生素 C、胡萝卜素、铁、钙等多种营养元素,还包含多种无机盐,可维持身体机能平衡。尤其是它的钙含量特别高,100 克灰灰菜的含钙量便可高达 209 毫克。此外,它还是特别好的碱性食物,灰灰菜这一俗名就是由它叶子上那小小的、灰尘一样的颗粒得来的。这种颗粒并不是它吸附的环境中的灰尘,而是它自身碱性生成的细小颗粒。灰灰菜作为保健野菜常食,还能补钙、预防贫血和促进儿童生长发育,亦对中老年缺钙者有一定的保健效果。"

　　过了一会儿,他继续娓娓道来:"灰灰菜,这看似寻常的野菜,实则药食同源,有丰富的药用价值。它性平味甘,有小毒,归肺、肝经。主要功效在于清热利湿、解毒消肿,枝叶还能透疹,可用于降压、止痛、杀虫、祛湿、解毒,亦可用于疮疡、肿毒和疥癣,配野菊花外洗还可用于风疹瘙痒等症。灰灰菜本身含有挥发油、藜碱等特有物质,能够防止消化道寄生虫,消除口臭。但是吃灰灰菜也有禁忌。灰灰菜是感光植物,食用过多会导致皮肤红肿或刺痛,进食后应避免紫外线长时间照射;胃肠功能较弱的人食用,也会引起腹泻,这类人群要多注意。"

　　"老弟,灰灰菜不仅仅是一种野菜,它还是我国文人风骨的象征。春秋战国时期,孔子周游列国,来到陈、蔡两国交界处。两国的国君得知楚昭王已派遣使者前来迎接孔子到楚国任职,担心孔子被委以重任后楚国自此强盛,进而威胁到与之相邻的陈、蔡两国。于是两国国君便想杀死孔子。但孔子的名声太大,谁都不愿背负谋杀圣人的恶名,于是两国国君便派人将孔子及其弟子围困在郊野,想等着他们粮绝饿死。但他们没想到的是,在干粮耗尽后,孔子便带领着弟子们就地采集野菜为食,其中就有名为'藜藿'的灰灰菜。他们将这些野菜煮成汤羹,此汤滋味寡淡,难以下咽,弟子们或哀叹抱怨,或暗自垂泪。子路愤愤不平地问孔子:'难道君子就应该过这样的日子吗?'孔子说:'君子即使穷途末路,也依然会固守节操和本分,而小人身处逆境,就容易想入非非,失去本心,胡作非为。'自此,'藜藿汤羹',便成了清贫困顿却守正持节的士大夫们的象征。"

　　从他家出来时,已是月亮高挂,繁星满天,我不禁思考,他作为一个城市人,已逐渐回归田野,而自己这个土生土长的农民,却渐渐失去了"农民"的特质。殊不知,这不过是"失根"罢了。

本草小验方

材料:灰灰菜适量。

功效:杀虫止痒,清热利湿,预防贫血。

用法:将灰灰菜清洗干净后焯水,挤干水分后切碎,加入食盐拌匀即可食用。

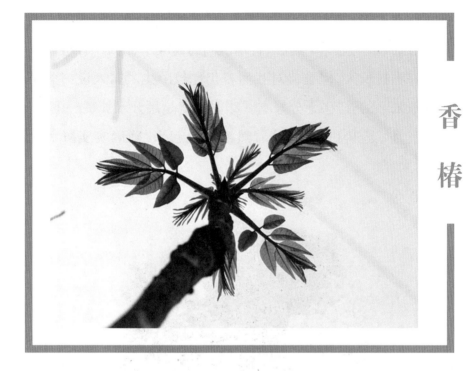

香椿

　　椿树在全国各地都有种植,生命力很强,水肥条件正常时,生长迅速,经过二三十年,几乎能超过周围同期的所有树木,能够长到 15 米左右的高度,在农村一般被称为"树王"。但这种树木的寿命并不长,在一般环境下,约维持五十年。

　　虽然椿树可以在广袤大地上任何一个地方生长,但是在我年少的时光里,它还是很少见的,唯一一次与之的缘分,还是从椿树上掉下来。

　　记得那时候我还没有上学。在一个雨后的日子,不知道是因为什么,我爬上了家门口对面的那棵高大的椿树上。然而一不小心,我一头从椿树上栽了下来,顿时头晕眼花,喘不过气来……待我缓过气来一看,雨后的地面,竟被我的头撞出了一个圆圆的坑。

再次遇见椿树是二十五年之后了,此时我已经参加工作。某日,家人拿回来一把绿中透红、青翠欲滴的树叶子,说是"香椿叶"。我虽然在农村长大,但香椿对我而言仍比较陌生。家人说:"香椿芽有一股浓郁的香气,十分好吃。"当时也就是用开水焯烫一下,加了一些花生、芝麻和辣椒,就着热馒头吃起来,确确实实鲜美无比,回味无穷。

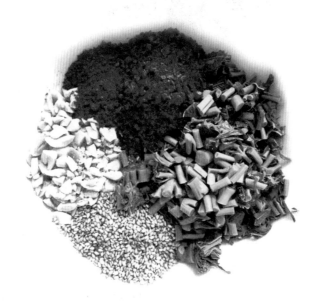

家常版凉拌香椿材料

初次品尝香椿拌辣椒之后,在以后的几天内,我又尝试了香椿炒鸡蛋和香椿拌豆腐等佳肴。那独特的香味让我心生想法:既然香椿叶子这么好吃,为什么不自己栽种一棵香椿树呢?随后我就去集市上买了一棵红皮香椿树苗,栽在自己家的院子里。于是,在这以后的二十多年的时间内,每年都能够吃到新鲜的香椿叶子。

随着年龄的增长,我对香椿树的了解也越来越多,思考得也越来越多。为什么椿树被称为"树王"呢?为什么椿树有这么旺盛的生命力而在我们老家就很少见呢?……

首先,香椿叶味道浓郁,十分美味,但香椿叶只有在谷雨前后能吃,而且不能多吃。《食疗本草》记载:"椿芽多食动风,熏十经脉、五脏六腑,令人神昏血气微。"香椿一次不能摄入过多,否则会引起身体不适,甚至中毒。所以,香椿叶不能像其他树上的果实,如榆钱、槐花、柳葚,那样大量食用,从食用的角度来说,其价值并不高。

其次,椿树生长速度虽然快,但其材质并不好,硬度又特别大特别的脆,如果存放时间稍长又受到压力,椿树木材就很容易从中间断开,或是变形,所以也很少用椿树做家具。

椿树既不能大量食用,又不能当椽子和檩条,还不能当大梁,更不能做家具,在农村的用处实在是少,故而年少时我很少见到椿树。然而,椿树一旦存活下来,就能迅速长成参天大树,而在农村,常见的如柳树、杨树、桐树、槐树等树,都各有各的用途,一般不会长了几十年才被砍伐。而椿树就是因为它的"无用"才能够存在并长成参天大树,最终成为"树王"。

在农村,椿树不仅是用途很少,从椿树的历史来看,其名声也不好。相传:

西汉末年,刘秀的兵马被王莽的大军追至一片树林中。当时刘秀和他的将士们又饥又渴,士兵们发现了一串串红色果实,品尝后觉得甜美可口,众人便饱餐一顿,饥渴顿消,继续赶路。当时刘秀暗想,多亏这红果救我一命,等我打下江山一定封这树为王。后来,刘秀当上了皇帝,想起战乱时自己的承诺,便派人寻找那片树林。大臣来到当年那片树林中,四处寻找,正逢椿树坐果时节,椿树上挂满一串串红色的补补齿儿(椿树的果实),便认定当年就是这种红果救了皇帝的命,于是大臣上报后,皇帝又举行了封赐仪式,给椿树披红挂彩,封椿树为"树中之王"。然而,事实上刘秀当年所食的是桑树上结的成熟的桑葚。椿树旁边的桑树得知自己有功却没有得到封赏,皇帝误封椿树为王,气得树皮胀裂。旁边的大树纷纷斥责椿树贪功冒领封赏,使其臭名远扬,臭不可闻。从此,椿树就有了一股臭味,衍生出了另一个品种"臭椿"。据说桑树至今仍然难以成材,一旦长高,树皮就会裂开。

当然,这只是一个传说。在自然界确实有香椿和臭椿之分,但无论香椿还是臭椿,它们的材质都一样,只不过臭椿有臭味,其叶子更不能食用。

从实用价值来看,椿树与其他树是有一些差距的,但是椿树浑身上下还是有一些"宝贝"的。

中医典籍《唐本草》最早记录了香椿的药用价值,称其"主治疮疥、风疽",明代李时珍则在《本草纲目》中再次明确指出了"香椿叶苦、温,煮水洗疮疥风疽,消风去毒"的功效。

香椿,也是常用的中药材,以根皮、叶、嫩枝及果入药。根皮全年可采,夏秋采叶及嫩枝,秋后采果。

功效:祛风利湿,止血止痛。

根皮:用于痢疾、肠炎、泌尿道感染、便血、白带、风湿腰腿痛。

叶及嫩枝:用于痢疾。

果(香椿子):用于胃、十二指肠溃疡,慢性胃炎。

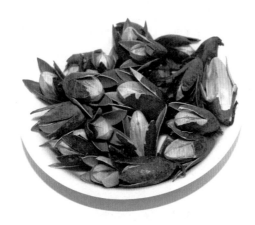

中药香椿子

香椿还有杀虫、解毒的作用,在一定程度上还可以降低血脂、调节血糖,此外,还能抗疲劳、保护肝脏,常用来治疗风寒感冒及尿道炎等,可以内服也可以外敷,若外敷,则可以用来治疗疥疮、痈疽等。香椿含有维生素和胡萝卜素,在一定程度上可以提高机体的免疫力。

写到这里,我忽然想起了一个成语:樗栎庸材(chū lì yōng cái)。"樗栎",泛指不成材的树木,"樗"指的就是椿树,古人把"香者"称"椿",把"臭者"叫"樗","樗栎庸材",最早出自庄子的著作《逍遥游》。书中,惠子对庄子说,家里有一棵大树,叫作椿树,匠人都不把它当作良材,惠子也认为此树大而无用。庄子就说:"你既然认为它无用,为什么不把它种到广袤的原野上,让它为大众遮阴,让它发挥其作用呢?"

庄子就是庄子呀,几千年前庄子的话在如今也应验了,如今椿树在很多地区生长良好,已作为石灰岩地区的造林树种,也在平原地区作为园林风景树和行道树,甚至在北美洲、欧洲、亚洲的不少城市中自行繁殖,成为"杂草树"。

二十五年前,我栽的那一棵香椿树,目前已高耸入云,且有两人的和围之粗,成了当地一道亮丽的风景。这不就应了那一句话——天生我才必有用吗?

本草小验方

材料: 鲜香椿果 30 克,猪瘦肉 100 克。

主治: 缓解胃脘胀闷。

用法: 水炖服。

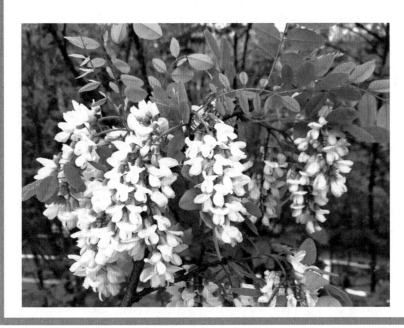

槐花

在我少年的记忆里,槐花与槐叶总是伴随着春、夏两季的时光。槐花是春季最后能食用的树上花朵,且在那个物资相对匮乏的年代里,槐叶同样也是夏季收获小麦后唯一能变废为宝,可以送到供销社换成钱的"树叶子"。

槐树的生命力极其顽强。在我们村周边那贫瘠得不能再贫瘠的沙丘上,依然能长出郁郁葱葱的槐树。每到春季,高低错落、浅黄青绿的树叶中透出一片片洁白的槐花,给人一种淡雅清秀、晶莹剔透的感觉。那一树树盛开的槐花,百米之外就能闻到浓郁中透着甜味的花香,每当此时,深吸一口含着槐花香味的空气,再徐徐吐出,顿觉心旷神怡。置身槐花盛开的环境中,就仿佛远离了人间世俗一样,让人感受到一种超凡脱俗的宁静。小时候,槐花不仅仅是我们在春季能够欣赏到的一道美景,也是我们童年为数不多的美味。槐花的吃法,大致有以下几种。

蒸食:摘取新鲜的槐花,清洗干净后拌上面粉,放在笼屉上蒸熟食用。

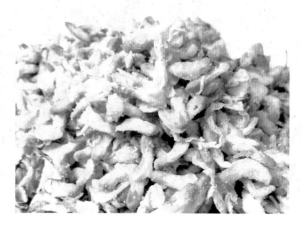

家常版蒸槐花

炒制:槐花洗净沥干水分,加入少许面粉搅拌,将拌好的槐花蒸熟,待炒锅中油烧热,将姜、蒜末与蒸好的槐花同炒,炒熟后加盐即可食用。

凉拌:适量槐花焯水,挤干水分,加入调味料拌匀即可。

槐花也是一种药食两用的食物,可凉血止血,清肝泻火。现代医学研究其有以下药用价值。

保护血管:一般将开放的花朵称为"槐花",花蕾则称为"槐米",具有降血脂等功效。槐花还能够保持毛细血管正常的抵抗力,防止因毛细血管脆性过大、渗透性过高而引起出血、高血压。

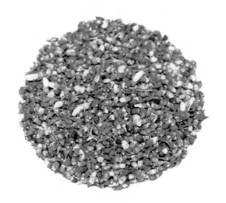

中药槐米

降血脂：槐花能有效降低肝、主动脉和血液中的胆固醇含量，并增强胆固醇—蛋白质复合物的稳定性，具有降血脂的功效。

代茶饮：把槐花晒干以后，像茶一样冲泡饮用，带着一股清香的味道，可起到清热降火的作用。

吃过最后一茬槐花之后，树上就没有能再吃的花朵了、直到收过小麦，打场晒粮，颗粒归仓，迎来了一年中最热的季节。那时候因为正常的时段还要下地打药除草，只有在早上或者中午空闲时去摘槐叶。把槐叶从槐树上一片片的摘回家在太阳下晒干，积累到一定的数量后，就把两个床单三边缝在一起，把晒好的槐叶装进去，装成一个小山似的大包，拉到油坊乡供销社卖掉，换一些油、盐、酱、醋等日用品。

摘槐叶也是一项充满挑战的活儿。因家家户户都摘槐叶，稍微嫩一点的树上早已被摘得精光，而那些老槐树的枝条上都有长长的老刺，一不小心刺就会扎进手里，疼得钻心。这时候就要停止干活，立马回家，请母亲把手里的刺用缝衣针挑出来。挑刺也是一项技术活，需要扎得深一些才能从槐刺的底部把刺完整地剜出来,如果下手不狠就会把刺挑断,不仅会出血,在血肉模糊中看不到刺在哪里,更有可能让刺断在肉里引起化脓。虽然不至于有什么残疾,但十指连心,那隐隐的刺痛感会伴随很久。

小时候不知道供销社为啥只收槐树叶而不收其他树叶子,长大后才知道槐树叶也是一味中药。

《食疗本草》:嫩叶亦可食,主瘾疹、疥癣。

《本草蒙筌》:总治疮毒,熬膏贴痈疽溃烂,煮汁漱口齿风疳。

性味:味苦、性平。

归经:肝、胃经。

功能主治:清肝泻火、凉血解毒、燥湿杀虫,主小儿惊痫、壮热、肠风、尿血、痔疮、湿疹、疥癣、痈疮疔肿。

同时,槐树还是一种优质的木材,用处非常多。槐树木材中芯部分是棕色的,颜色鲜艳美观,花纹奇特,质地细腻,光滑亮丽,高雅大气,有很好的观赏性,因此常被人用来做家具。槐树木质坚硬,抗压耐磨,在农村也常常被用来制作农具。由于槐树有色木质内部含有植物油质,非常耐腐蚀,做农具和家具见水不易发霉腐烂,因此具有非常好的耐用性,在当时的年代很受欢迎。

但在我家是舍不得用槐树做家具和农具的,槐树上能够用的部分都用到建房子上了。因为盖房不容易,只要是槐树,要么当椽子,要么当檩条,尽量做到物尽其用。

槐树的种类很多,我国主要有刺槐和国槐。刺槐原产于美国。中国于十八世纪从欧洲引入青岛进行栽培,随后各地广泛种植。刺槐又叫洋槐,国槐又称黑槐。药用国槐,洋槐不入药用。

槐树浑身都是宝,不仅仅是现代,在很久以前人们就对槐树有迷信般的崇拜。据说,《晏子春秋》记载了一段耐人寻味的故事。

　　齐景公很喜欢槐树,特命官员守护。守槐者秉承主人之意,制订了"犯槐者刑,伤槐者死"的规定。一次,有个人因醉酒伤坏了槐树,官府要加以刑罚。这人的女儿去找当时任宰相的晏子,叙述了自己的看法:"君不为禽兽伤人民,不为草木伤禽兽。今君以树木之故罪妾父,恐邻国谓君亲爱树而贱人也。"晏子将此情向齐景公作了汇报,景公颇受触动,遂令"罢守槐之役,废伤槐之法,出犯槐之囚"。

　　古人之所以这么爱护槐树,就是因为槐树浑身确实都是宝,除了槐花可食可入药、槐叶可入药之外,槐枝、槐根、槐角(果实)也可以入药。据《太清草木方》记载:

　　槐枝:散瘀止血、清热燥湿、祛风杀虫,主崩漏、赤白带下、痔疮、阴囊湿痒、心痛、目赤、疥癣。

　　槐根:散瘀消肿、杀虫,主痔疮、喉痹、蛔虫病。

　　槐角:凉血止血、清肝明目,主痔疮出血、肠风下血、血痢、崩漏、血淋、血热吐衄、肝热目赤、头晕目眩。

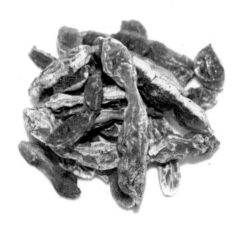

中药槐角

槐树不仅仅能满足人们的物质需求,同时还承载着人们的精神生活,过去常说,"五百年前是一家,你的家乡在哪里?山西洪洞槐树下"。

在今后的人生中,如果你也遇见历经沧桑、饱经风雨的大槐树,你的敬畏之心会不会油然而生呢?

◆ 本草小验方 ◆

材料:槐花(干品)10~15克。

功效:清热凉血,止血调经。

用法:取槐花干品10~15克,洗净。将槐花放入锅中,加入适量清水(一般为药材的5~10倍)。大火烧开后转小火煎煮15~20分钟。滤去药渣,取汁饮用。

夏 季

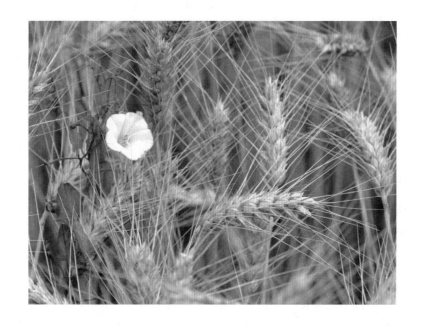

　　夏季包括立夏、小满、芒种、夏至、小暑、大暑六个节气，夏季是从立夏开始的。

　　立夏是中国重要的传统节日之一，其名称来源于万物开始进入旺盛生长的阶段，意味着夏季的到来。立夏的确立可以追溯到战国末年，在《逸周书·时讯解》中就有关于立夏的记载。立夏，天地始交，万物并秀，人们认为"立夏之时乃万物之兴"，是万物繁茂、走向兴盛的标志。所以，立夏从战国时期确立至今，上至皇家帝王下至普通百姓，都非常重视立夏的礼俗，会举行隆重的"饯春迎夏"仪式。汉代《礼记·月令》记载，"立夏之日，天子亲率三公、九卿、大夫以迎夏于南郊"。

《月令七十二候集解》中说，"立，建始也"，"夏，假也，物至此时皆假大也"。这里的"假"是"大"的意思，指春日远去，夏季开始，万物至此皆已长大，故名立夏。立夏以后，正式进入雨季，雨量和雨日均明显增多，夏季是许多农作物旺盛生长的最好季节，充足的光照和适宜的温度，以及充沛的雨水，给植物提供了最好的生长条件。

《逸周书·时讯解》有："立夏之日，蝼蝈鸣。又五日，蚯蚓出。又五日，王瓜生。"古代一些作品将立夏分为三候，一候蝼蝈鸣，二候蚯蚓出，三候王瓜生，说的是这一节气中首先可听到蝼蝈在田间的鸣叫声（一说是蛙声），接着大地上便可看到蚯蚓掘土，然后王瓜的蔓藤开始快速攀爬生长。在这时节，青蛙开始聒噪着夏日的来临，蚯蚓也忙着帮农民翻松泥土，乡间田埂的野菜也都彼此争相出土，日日攀长，描述的就是孟夏之初的物候景象。

燕子衔春去，熏风带夏来。夏季来临，阳光普照，草木葳蕤。此时的风吹拂在脸上，一股温暖的气息扑面而来，春天的味道悄然淡去。小草旺盛，树木生长迅速，太阳好像溢满了点点彩色的光芒。这个至真至美的节气给我们带来了无限的惊奇和欢乐，这个季节也总是让人感受到人生的真意和价值，同时也为我们点燃了遥远的梦想，激励我们勇敢追寻更好的自己。

绿槐高柳蝉新鸣，碧纱窗下凌霄开。温度不断上升，空气清新宜人，草木愈加青翠，蝴蝶翩翩起舞，野兔蹦蹦跳跳地在田野里游荡。草丛中，一些色彩鲜艳的野花如星点般散落着，它们的静谧美丽点缀着绿色的大地,显得特别优美。万物欣欣向荣,这是大自然赠予人类最好的礼物,让人们收获更多的阳光,更多的欢畅。

晴日暖风生麦气,绿阴幽草胜花时。微风吹来,新绿青草吐芳香。风温气暖,万物始茂,蝴蝶飞舞,蜂采花蜜,一派生机勃勃的景象。它是大自然生命力旺盛的开始,杏儿黄了,番茄红了,小麦抽穗,走在田野里能闻到花香、草香。当春末夏初的轮回开启,万物繁荣,生机盎然,无疑将迎来最美好的一段时光。

却是石榴知立夏,年年此日一花开。蜻蜓在柔和的阳光下振翅飞舞,燕子在波光粼粼的湖面上翩然划圈,浮萍在流淌的小河中随波逐流,微风在河边与芦荻中轻拂穿梭,风景如画。此刻的焕发,最自然不过,最纯粹不过,最美好不过。热烈如火,夏日的气息扑面而来,让人沉醉。

人法地,地法天,天法道,道法自然。在这个万物萌动的季节,人们应该如何适应自然的变化呢?《素问·四气调神大论》中记载:"夏三月,此为蕃秀。天地气交,万物华实,夜卧早起,无厌于日,使志无怒,使华英成秀,使气得泄,若所爱在外,此夏气之应,养长之道也。逆之则伤心,秋为痎疟,奉收者少,冬至重病。"

也就是说,夏天的三个月,是万物繁盛壮美的时节。在这一季节,天地之气已经完全交会,万物开始开花结实。人们应当晚睡早起,不要对天长炎热感到厌倦,而要使情绪平和不躁,使气色焕发光彩,使体内的阳气得到自然宣散,就像把愉快的心情表现在外一样,这乃是顺应夏气、保护身体机能旺盛滋长的法则。违背了这一法则,就会伤害心气,到了秋天又会由生疟疾。究其原因,则是由于身体在夏天未能得到充分长养、以致供给秋天的收敛之力少而不足的缘故。到了冬天,还会再导致其他疾病发生。

瓜蔓藤枝生香暖,果实圆润味鲜甜。随着夏季的到来,日愈暖,雨愈丰,我们的味蕾也日渐得到满足,地上开始长出蒲公英、马齿苋、荆芥等野草,枝头上陆续挂满黄杏、樱桃等果子,微风吹过时,凌霄花、凤仙花等花香随风吹向四方,热而繁盛的夏天餐桌逐渐"热闹"起来。

随着夏季温度越来越高,自然界中存在的大量致病细菌也疯狂滋生。如果人们吃了不干净的瓜果蔬菜,就有可能导致"拉肚子"或者患上痢疾。这时候,除了田间正常生长的庄稼以外,无论环境多么恶劣,都能生存下来的马齿苋,宛如天然之药,专为解除人们的病痛而存在。除了田间地头、荒郊野外生长的马齿苋之外,还有经过人们长期驯化、餐桌上常见的大蒜。大蒜也是在夏季为防止人们"拉肚子"的良药。

由此看来,无论是田间地头长的野菜马齿苋,还是餐桌上经常吃的大蒜,都有助于解决人们夏季贪凉的问题,这就是大自然的奇妙之处,这就是要去人们适应四季,适应自然的道理。

走进夏季,融入自然中,在夏季热情似火的怀抱中,你要细心观察身边的每一株小草,树枝上的每一颗果实,地上的每一朵鲜艳的花,餐桌上的每一株蔬菜,要了解它们的营养价值,也要了解它们的药用价值,更要了解它们传承了什么样的文化,最后也不要忘记把他们带回家中做成一道道美食,慢慢地你就会感受到,你就是大自然的一部分,大自然就是这样的奇妙,给我们供奉了一切。

田间地头皆是宝,药食同源营养好。在相应节气生长的不同食品中,经过人们长期的观察与不断实践,反复印证,有些能够充饥的食物,同时又具备药用的价值,也就是常说的"药食同源"。

绿树阴浓夏日长,楼台倒影入池塘。水晶帘动微风起,满地莲花一院香。沐浴着夏日的阳光,感受着微风的轻拂,走进夏季,融入夏天,细细品味着大自然的馈赠和用心感受天人合一的美妙之处吧。

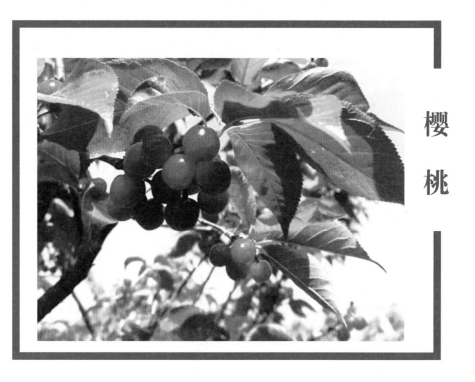

樱桃

初春时节，樱花如期而至。繁盛的花期过后，樱桃满枝待熟，盈盈小果，如同一颗颗玲珑玛瑙，点缀在枝头，珠圆可爱。而后在暮春初夏时节，樱桃先百果而熟，向人们第一个报到，所以赢得了"春果第一枝"的美誉。

樱桃在我国已有三千多年的栽培历史。它虽非桃类，但形似桃，故又名"含桃""荆桃"。又因黄莺喜欢吸食这种果子，又称"莺桃"。"莺"和"樱"同音，后来就成了"樱桃"了。

古人视樱桃为上好佳果，一开始不得随意食用，专供于祭拜神灵先祖等庙宇活动，到了汉代，樱桃逐渐成为一种荣宠的象征——完成祭祀之后，君王会将樱桃赏赐给臣子品尝。诗人杜甫也曾有记载:"西蜀樱桃也自红,野人相赠满筠笼。数回细写愁仍破,万颗匀圆讶许同。忆昨赐沾门下省,退朝擎出大明宫。金盘玉箸无消息,此日尝新任转蓬。"即偶得乡人送的一篮樱桃,便引得思绪万千,回忆起宫廷往事,想当年在门下省供职时,也曾尝过皇上亲赏的樱桃盛宴,奈何现在金盘玉箸已与我相隔甚远,不复当年。

樱桃不仅是保健佳果,还是治病良药。现代医学研究表明,樱桃既含有碳水化合物、蛋白质,又含有钙、磷、铁和多种维生素。尤其是铁的含量,每100克高达5.9毫克,在水果中居第一位。体质虚弱的人群食用后可以适当地补充营养,增强体质。

中医学研究证实,樱桃性温,味甘、微酸,入脾经,具有较好的益脾养胃的功效,对于脾胃虚弱导致的食欲不振、腹泻、腹胀人群,适当吃樱桃可以起到一定的改善作用。同时,樱桃归肾经,具有一定的益肾功效,可以改善肾虚所致的腰腿疼痛、四肢无力等。这些功效在《备急千金方》"樱桃味甘、平、涩,调中益气,可多食,令人好颜色,美志性"和《滇南本草》"治一切虚症,能大补元气、滋润皮肤"中都有记载。不仅如此,樱桃汁外用可敷治烧伤、烫伤,有止痛、防止起泡的作用。日常中也常有将鲜樱桃放瓶内埋于地下,入冬时涂手可治冻疮。

关于樱桃的做法,宋代有一道名吃,名为"樱桃煎",虽然名字带有"煎炸"之意,但其实是道非油炸的健康美食。做法:将樱桃用梅子水煮熟,去掉果核,捣成果泥,压印成饼状,最后淋上蜜糖即可食用。另一道美食"银耳樱桃羹"的家常做法:将冰糖用温水溶化,银耳泡发,再将糖水加入银耳中煮10分钟左右,然后加入樱桃、桂花,煮沸后即可食用,有补气养血、美容养颜的功效。

关于樱桃还有一段神奇的传说。相传:

战国时,孙膑在云蒙山(今沂蒙山)跟随师傅鬼谷子学艺。鬼谷子不但传授孙膑兵法,还吩咐他看管一棵包治百病的"仙桃树",于是孙膑恪尽职守地不让任何人接近"仙桃树"。后山"白猿洞"里住着白猿猴母子。为了给猿母治病,猿子冒着被打回猴子的风险去偷"仙桃"。孙膑见其孝顺便破例送了它两颗"仙桃"救回了猿母一命。而这对白猿猴母子也是知恩图报,它们将自己种下的樱桃采摘了下来送给孙膑,孙膑却一颗都不舍得吃,想等云游崂山的师傅鬼谷子回来后一起品尝。猿子看到孙膑孝敬师傅与自己不相上下,也是惺惺相惜,于是背上樱桃替孙膑跑了一趟崂山寻找鬼谷子。可是崂山太大了,找了七七四十九天也没找到,而包袱里的樱桃早就烂成了泥,一气之下猿子把这些烂掉的樱桃撒向了山间。没想到,第二天崂山的各个地方都长出了樱桃树,从此崂山便有了这种好吃的小樱桃。

流光容易把人抛,红了樱桃,绿了芭蕉。光阴似箭,在人生的赛道上奔跑,有时很难判断你是否偏离了方向、迷失了初衷,这时候不妨停下来,去野外、去河边,冷静心态、沉着从容,一直做对的事情,就能得到满意答案。

本草小验方

材料: 鲜樱桃数斤。

主治: 冻疮,缓解疼痛。

用法: 樱桃装入瓷坛内封固,埋入土中,深约1米。经7~10天取出,坛中樱桃已自化为水。将果核除去,留取清汁温炖后内服或外涂。

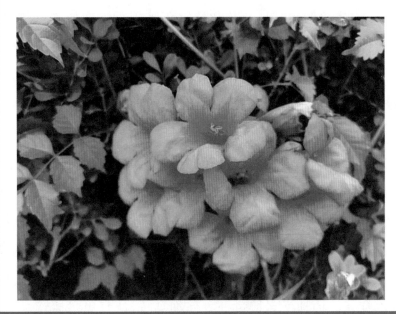

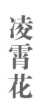
凌霄花

　　凌霄花是一种中原地区常见的攀爬型植物,其生命力顽强,即使再贫瘠的土地,再恶劣的环境,都能生长。只要把凌霄花栽下去后适当地浇水,短短两三年的时间,就能发展成一大片,而且叶绿的苍翠葱茏,花红的鲜艳欲滴,浓郁的花香能飘出几米之外。

　　1993 年,我在通许县城南面盖了四间平房,用红砖砌起围墙,大门建在房子的东南角处,一进门,就能看到邻居东屋平房的后墙。当时很多院落时兴在正对大门处立个影背墙,但我觉得在院子中立堵墙既不实用又影响出行,但是打开大门,一进院子光秃秃的又不好看。于是,我从别人家院子中移过来一株花,栽到了院中靠近邻居家东屋平房墙根的下面,第二年这株花便枝叶繁茂地生长起来了，一进大门，绿油油的一面墙，红花点缀其间，真是让人赏心悦目。

这么多年，每回想起那一片花墙依然感到自豪和高兴，但惭愧的是，我一直把那满墙的绿色叫作"爬墙虎"。其实这种花在其他人家中也见过，但很少去问是什么花，叫什么名称，有什么用处，往往都是一望而过，更不要说把见到的花的前世今生都搞得清清楚楚。

那我又是如何知道这是凌霄花而不是爬山虎的呢？

前段时间，在一个中医诊所听一个中医大夫给他的徒弟讲了这样一个故事：内地一位知名的中医专家去香港做访问学者，期间，一位香港资深中医教授将他开的一个治疗抑郁的处方给这位内地专家看，请他复核一下。原来有患者服用此方后经常出现烦躁不安的症状。内地学者接过处方仔细品味，认真思考后认为，此方理法分明，药量合理，可谓无懈可击。困惑至此，内地学者请求到药房再看一下实际使用的药物。当他把药包打开，把药物与药方一一核对后，不禁倒吸一口冷气。因为药包中没有见到具有解郁作用的凌霄花，却见到了洋金花，也就是曼陀罗花。洋金花所含的生物碱有毒，过量可引起人体烦躁不安、抽搐，严重的会昏迷，甚至导致死亡。

这位中医大夫想给他的徒弟表达的意思是：一个优秀的中医医师，不能仅仅满足于自己的理论功底，更要深入实践，既要懂方又要懂药。

这个故事更吸引我的是，什么是凌霄花。因为在高中时，我就读过舒婷的现代诗《致橡树》，其中有这样几句："我如果爱你，绝不像攀援的凌霄花，借你的高枝炫耀自己……"这么多年，我一直都想知道什么是凌霄花，凌霄花长什么样。"凌霄"一词常常让人想到神话故事中天空中的"凌霄宝殿"，一听到这个名字，都让人有一种超凡脱俗的感觉，为什么舒婷这样看不起凌霄花呢？

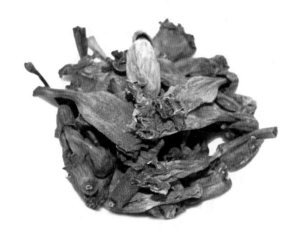

中药凌霄花

所以他讲完故事之后，我立马说："老兄长，你这药铺中有没有凌霄花？让我看看，这么多年我一直想知道凌霄花是什么样子。"

他听后哈哈一笑，随手一指说："老弟，你看看，这院子南墙上那一片，都是凌霄花啊！"

这一看，我惊愕不已，不敢相信自己的眼睛，家中三十多年前栽下的那片一直被我叫作"爬山虎"的植物，居然就是凌霄花！

回家后，我查阅了相关的资料，才知道凌霄花历史悠久，既可用于庭院装饰和园林美化，又是一味中药。

凌霄花最早见录于《诗经》，当时被称为"陵苕"，如《小雅·苕之华》中就有"苕之华，芸其黄矣"的描述。"凌霄花"这一名称正式出现于《唐本草》中，明确指出其茎、叶均可入药。在《本草纲目》中，李时珍对"凌霄花"的名字由来进行了详细的解释，他认为凌霄花因"附木而上，高数丈"，故得名"凌霄"，意味着它可以攀附在树木上，高耸入云。更有北宋诗人杨绘写诗称赞：直饶枝干凌霄去，犹有根源与地平。不道花依他树发，强攀红日斗鲜明。

功效：活血通经，凉血祛风。现代药理研究表明，凌霄花具有抗菌、抗血栓形成、抗肿瘤等作用。中医理论认为凌霄花具有活血通经，凉血祛风等功效。

主治：月经不调，经闭癥瘕，产后乳肿，风疹发红，皮肤瘙痒，痤疮。凌霄花在现代医学中还用于原发性肝癌、胃肠道息肉、红斑狼疮、荨麻疹等病的治疗。

那么，凌霄花的药用价值又是谁发现的呢？这里边同样有一个美丽的传说。相传：

古时候的一个村庄里，住着一个姓董的财主，他家中有一个可爱美丽，又能吟诗作画的女儿，名叫凌霄。凌霄到出嫁的年纪时，却悄悄地爱上了家中的长工柳明全。

凌霄偷偷地为柳明全缝制新衣裳，还经常把好吃的拿给他，两人海誓山盟，约定生死都要在一起。而董财主此时还被蒙在鼓里，四处择婿，希望为女儿找到一个门当户对的如意郎君。最终，凌霄和柳明全相恋的事还是被财主知道了。财主很生气，把柳明全毒打一顿，抛在荒郊野岭。柳明全在当天深夜就离开了人世。第二天，善良的乡亲们发现后把他埋在了村外的小河边。几日之后，柳明全的坟头神奇地长出了一棵柳树，枝叶繁茂，细长的柳条随风摇曳，好像在呜咽着诉说自己的思念。

因忤逆被财主关起来的凌霄，日夜思念柳明全，不吃不喝，面容憔悴。一天，凌霄从丫鬟那得知柳明全已去世的消息，浑浑噩噩间就走到柳明全的坟前,拜了三拜后,就地变成了一株木质藤,缠绕着枝干向上爬,和柳树依偎在一起,渐渐藤上开满了鲜花。

这个神奇的故事越传越远,村里的人发现凌霄姑娘变成的花不仅可以活血化瘀、解毒消肿,还能治疗关节炎、跌打损伤。为纪念凌霄姑娘,人们将这种花命名为"凌霄花",一直沿用至今。

种了三十多年的花,不知其本真,后突然被一语道破,而不断探寻,发现了越来越多的知识。看来,真的是需要活到老学到老,处处留心皆学问啊!

◆ 本草小验方 ◆

材料:凌霄花适量。

功效:清热凉血,化瘀散结,祛风止痒。

用法:将凌霄花加水煮沸,倒渣留汁,当茶饮用即可。

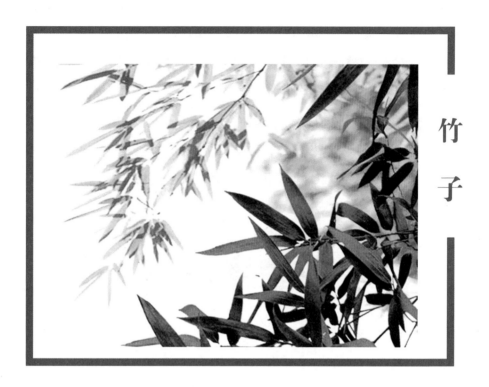

竹子

　　"咬定青山不放松,立根原在破岩中。千磨万击还坚劲,任尔东西南北风。"小时候虽然没有见过山,也没有见过竹子,但读郑板桥这首励志诗时,总会让人产生一种志存高远、意志坚定的信念。

　　小时候常接触到的竹制品,就是竹竿与小竹条制成的大扫帚。每到"小满"时节,父亲就会去供销社买一把大扫帚,为收割小麦做准备。小麦收割结束,就用这把扫帚打扫院子,或者去村外扫些树下的落叶,收集起来带回家作为燃料。经过大半年的使用,扫帚也就被磨成了光秃秃的样子,再等到春节前夕就会把扫帚把劈成条,一根一根地打磨成筷子过节用。一把扫帚到了这时,才真正做到了物尽其用。

见到真正的竹子还是在封丘县城上高中的时候。那时候学校的职工家属院在校园最后面有一排的平房,说是家属院,其实没有院墙,学生可以自由出入。有一年的冬天,我去向化学老师请教一些习题,在老师家的窗外面,看到了数十株翠绿的竹子,在那初雪的冬季是那样的郁郁葱葱,超凡脱俗。

事也凑巧,在这次见到竹子之后的某天晚自习下课后,我在操场跑步,忽然听到在操场东北角响起一阵从高音到低音,不断循环的竹笛声,之后就有人在清唱一曲当时十分流行的由程琳演唱的歌曲《妈妈的吻》。虽然歌曲的背景是小山村,但远离家乡的孤独,学习生活的艰辛,同样能激发起我对母亲的牵挂和无尽的思念。那段时间,我疯狂地热爱着所有竹笛演奏的乐曲,悠扬的乐声真正让我感受了竹子的高雅与灵动,缓解着对母亲的思念。

后来在郑州上大学,学校院子里也有一些竹子,但这时已经没有了初见竹子那种心生崇拜的感觉,也没有对竹子相关知识做进一步了解。参加工作后,在井冈山看到了成片竹海的雄奇,在南阳卧龙岗刘备三顾茅庐的地方看到了竹子的秀丽和灵动,但对竹子的印象仍停留在"四君子"的地步。

真正让我觉得竹子特别有生命力的是在成家之后,也秉承"宁可食无肉,不可居无竹"的心态,在自家院子的东南角栽了几株竹子。前两年也都很平静,年年依然如故的是一丛丛翠绿。但到了第三年,从东南角沿着院子的南墙根部就迅速长出了一些新竹子,当年就长了一米多高。在随后的两年时间内,院子的南墙下就长出了一排排两米多高的新竹子,整个院子就呈现出了一派欣欣向荣的新气象。

再后来,竹子的生长就愈发势不可挡,它们沿南墙迅速向院子内蔓延。因为院子内是红砖铺的砖盘地,这样一来,在砖盘地上就会长出一簇簇的新竹笋,到了这个季节,街坊四邻吃竹笋就成了一种常态,家家户户凉拌的、清炒的、炒肉的、炖汤的,真正享受到了竹子的清香,并感受到了竹笋的魅力。

从此,我也就慢慢了解了竹子作为草本植物的药食两用的属性。竹子药用价值体现在以下几点。

《本草纲目》中对竹的记载:"淡竹叶气味辛平,大寒,无毒。"竹主治心烦、尿赤、小便不利等病症。

竹沥:含有多种化学成分,具有镇咳祛痰的功效。

竹实:可开发成药膳资源,含有多种氨基酸。

竹茹:清热化痰,除烦止呕。可治疗呕吐、温气寒热、吐血、崩中、肺痿、五痔、胎动不安。

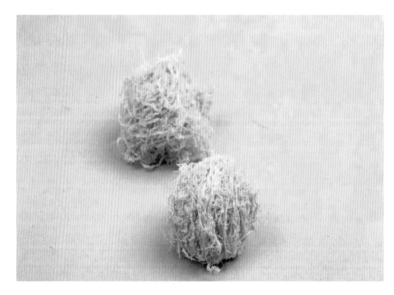

中药竹茹(系竹子的第二层皮)

竹叶茶:根据自己的需要,在清洁的玻璃杯中投入适量的竹叶茶,然后用90℃左右的热水,浸泡1分钟左右便可饮用,竹叶茶的气味清香,滋味可口。

竹子的使用价值自古至今就体现在我们生活的方方面面,如可修筑成竹楼,做成竹床、竹椅、乐器,可加工成凉席、竹筷、织菜篮等;新鲜的竹叶可做竹叶粽子,而枯落的竹叶,晒干了可用来做柴火;竹根可做成美观雅致的竹雕、龙头拐杖或者精美的笔筒。

宋代大文豪苏轼曾感慨地说:"食者竹笋,庇者竹瓦,载者竹筏,爨者竹薪,衣者竹皮,书者竹纸,履者竹鞋,真可谓一日不可无此君也!"

竹子也有丰富的文化底蕴,从《诗经》"如切如磋,如琢如磨",到李白《长干行》"郎骑竹马来,绕床弄青梅。同居长干里,两小无嫌猜",再到委婉温柔的"江南丝竹",以及后来出土的"竹简",浩瀚的历史长河,无疑给竹子赋予了丰富的文化属性。

南方竹子多雄伟,北方竹子多秀丽。我曾在一个朋友家的书房里看到了一簇盆栽的竹子,那盆竹子特别得纤细,就显得有些弱不禁风。问过之后才知道,那叫"观音竹",然后他就给我讲了"观音竹"的故事。相传:

有一年的夏天,孽龙肆虐,兴风作浪,洪水猛涨,人们处于水灾深重的困境,盼望着上天能来保佑,救民于水火。人们的虔诚,感动了观世音菩萨,她驾云而来。菩萨从天上放下一口大钟,把孽龙扣在钟里,打入深潭,让它永世不得作乱。接着又抛下一枝竹子,用竹枝扫去洪水。洪水退后,竹枝入土生根,慢慢蔚成竹林。竹林保持水土,保护堤岸,调节气候,使人们免受水灾的危害。为了铭记观世音菩萨的恩德,人们给这竹枝取名为"观音竹"。然而,不管先人们给故事赋予了什么样的寓意,它都蕴含着华夏民族对美好生活的向往和对富裕安定生活的追求。

不仅是救世的传说故事,历史上,无数文人志士内心也都有拯救人民于水火的使命感。就像郑板桥,不仅仅对竹子有高品位的追求,更有对人民生活的忧虑。不然怎么会有"衙斋卧听萧萧竹,疑是民间疾苦声。些小吾曹州县吏,一枝一叶总关情"这样的传世名诗呢?

◆ 本草小验方 ◆

材料:竹叶适量。

功效:解夏暑热,清心除烦。

用法:将竹叶洗净后泡茶。

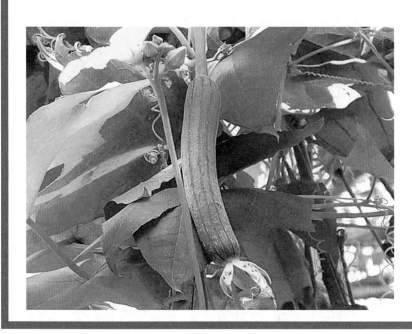

丝
瓜

　　丝瓜是中原大地上常见的药食两用的食物之一,入夏之后有卖菜的地方多有卖丝瓜的。丝瓜在夏秋两季大都是当蔬菜用,秋季之后经霜的老丝瓜(天骷髅)也就是常说的丝瓜络,具有清热化痰、凉血解毒的药用价值。

　　在我年少时,并不经常吃丝瓜。一是因为丝瓜在炒制之前必须刮掉外边的青皮,比较麻烦,而且丝瓜入夏之后才开始长成,这个时候大量的蔬菜如茄子、芹菜等已经上市,人们更偏于去吃这些蔬菜。二是丝瓜作为瓜并不能生吃,而同时期能吃的瓜如黄瓜、西瓜等瓜果也大量上市,因此在当时的农村是很少吃丝瓜的。

　　虽然农村夏秋两季很少吃丝瓜,但丝瓜以其顽强的生命力,加上人们有用丝瓜络洗碗刷锅的习惯,能在村里任何地方枝繁叶茂地成长起来。秋季之后人们用剪刀剪开老丝瓜,丝瓜络中藏着的丝瓜籽就显露出来。丝瓜籽的皮特别的厚,没有太多食用价值,通常会被遗弃在田间地头,经过一个冬天的蛰伏,一个春天的力量储备,等到夏天再次来临,丝瓜籽就会像疯了一样长起来。

那个时候也有人专门种丝瓜,就是看瓜的瓜农。在大集体的时候,每个生产队都会留一块水肥都特别丰饶的土地去种瓜,以此作为群众日常辅食的补充。在瓜田旁边,瓜农总会用简易的木棍搭一个棚子并在棚子周边种几株丝瓜,这个地方的丝瓜得水、得肥、得阳光、露出地面后就会快速地生长,不久就会爬满整个棚子,绿油油的棚子下面又垂下一条条长长的丝瓜,那就是瓜田旁边绝美的风景。

进入二十世纪九十年代,随着改革开放和市场经济的蓬勃发展,人们也慢慢地富裕了起来,一部分人就开始在县城建房。虽然因经济条件不同,房屋样式千差万别,但无论盖什么样的房屋,院子中有一个葡萄架就是标配。每到秋季葡萄架上往往会挂几个来不及吃而长老的大丝瓜,因为丝瓜从开花到成熟约要十天的时间,如果在这十天内不能吃掉就会长老,错过最佳食用期。丝瓜就是这样顽强而又任性地延续着自己的生命,成为院子里一道独特的风光。

嫩丝瓜绝对是一道美食,这里介绍两种常见的做法。最简单的就是去皮切滚刀块,在滚烫的沸水中焯 2 分钟左右捞出,拌入红、绿青椒丝和盐、油、酱、醋,就是一道美食。另一种做法是,将丝瓜洗净去皮,切成小滚刀块,豆腐切小块,锅中加水,放入丝瓜、豆腐,煮 2 分钟至丝瓜透明,把鸡蛋打散慢慢淋入,再放入红辣椒丝,调味出锅后撒上少许香葱即可。

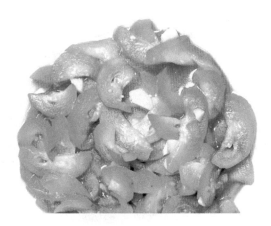

家常版炒丝瓜

民以食为天,吃固然重要,但丝瓜顽强地要坚持长到老,是因为它的药用价值。据《本草纲目》记载:"丝瓜,唐宋以前无闻,今南北皆有之,以为常蔬。嫩时去皮,可烹可曝,点茶充蔬。老则大如杵,筋络缠纽如织成,经霜乃枯,涤釜器,故村人呼为洗锅罗瓜。内有隔,子在隔中,状如栝蒌子,黑色而扁。其花苞及嫩叶卷须,皆可食也。"

性味:味甘,性凉。

归经:归肺、肝、胃、大肠经。

现代研究丝瓜浑身全是宝,其种子、瓜叶、瓜花、瓜藤、瓜根、瓜络均可利用。

丝瓜藤:常用于通筋活络、祛痰镇咳。丝瓜藤茎:其汁液具有美容去皱的特殊功能。丝瓜籽:可用于治疗月经不调、腰痛不止、润肠通便、食积黄疸等症。丝瓜皮:主治疮、疖。丝瓜花:清热解毒。丝瓜叶:内服清暑解热,外用消炎杀菌,治排毒。丝瓜根:有消炎杀菌、去腐生肌之效。丝瓜络:老丝瓜干后制成,以通络见长,用于治疗胸胁胀痛、筋骨酸痛等症。

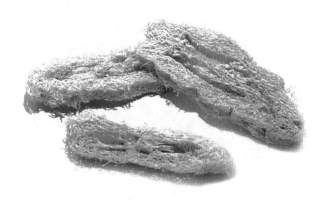

中药丝瓜络

中药丝瓜,不仅以其独特的药用价值赢得了人们的青睐,更以其坚韧不拔的品质给人以深刻的启示。它不仅仅是大自然的一抹绿色,更是那份在逆境中不屈不挠,坚韧生长的精神的象征。

让我们向丝瓜学习,无论面临怎样的挑战和困难,都保持内心的坚韧和勇气。在生活的舞台上,我们都是自己的导演,用那份坚韧和毅力,演绎出属于自己的精彩故事,绽放出属于自己的光芒。

◆ 本草小验方 ◆

材料:丝瓜络60克。

功效:缓解湿疹。

用法:水煎,熏洗患处。

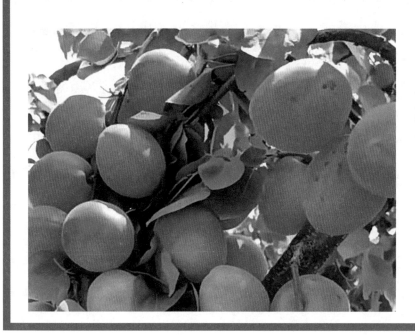

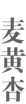

麦黄杏

每到小麦成熟的季节,也就是麦梢黄时,原本挂满枝头的青杏也变成了金黄色。大街两旁经常听到小商小贩大声地吆喝:"麦黄杏,麦黄杏,又甜又酸的麦黄杏,好吃不贵,快来买吧!"

从我记事起,在我家老宅的东边是一片荒地,荒地上种着十几棵枝繁叶茂的大杏树。每年春季过后,待粉红色的杏花飘落,树上就会露出米粒大的青杏。等到麦梢黄时,我的任务就是去看守杏园。

那时候也有外村来买杏的。按照当时的习惯,不论买多少钱的杏,到了树下都是先吃几个尝尝。母亲经常叮嘱我,不论谁吃的杏,都要把杏核拾到一个筐子里。这些杏核会一直放到春节前夕,等人都闲的时候,母亲会在一块砖头上凿出一个小窝子,正好能把杏核放到上面,再用铁锤轻轻把杏核敲破剥掉外壳,将里边的杏仁放到水中浸泡一天,然后放入沸水中煮几分钟,等黄褐色的外皮脱落之后,白亮的杏仁就呈现出来,再将其放在清水中浸泡几天,直到苦味消退为止。当然那时候我也只能浅浅尝尝,等到春节客人来时,白白的杏仁拌上红红的辣椒丝,那种微辣中透出的咸香,至今让人记忆犹新。

随着形势的发展和各种客观因素的影响,我家的杏树也都被伐掉了。那时候小麦收割全靠人工,中小学都会在收小麦时放麦假,让学生回家帮助大人收麦。有一年,由于我家的小麦成熟较晚,自己也没有什么零活可干,于是我向母亲要了十元钱,去距离我家约十公里远的姚务村,打算批发一些杏带去留光镇上卖,赚一些零花钱。

那一天我起得特别得早,等太阳刚刚露头的时候,我就赶到了姚务村。在姚务村北边有一片很大的杏园,和园主讲好价钱——十元钱二百个杏,就开始摘杏。最后摘完园主检查后,又多送了五个杏。

从姚务村出来之后,我急匆匆地骑车赶往约二十多公里外的留光镇。等我赶到留光镇时,大街小巷已上满了人,大都是来买收小麦工具和附近交易农副产品的老乡。我在熙熙攘攘的人流中小声地吆喝着,时不时也会碰到像我这么大的卖杏人。当我们擦肩而过时,我就发现了自己准备的不足——他们使用的是白柳条编的大八斗来装杏,而我用的是小口径的手提篮子。同样的杏在不同颜色的衬托下自然差一个层次,我只好从交易市场出来转向都是固定商户的南北大街,在那里毕竟人更有钱,而且也更好交易,他们一般不讨价还价。

南北大街上,到处是熙熙攘攘的人流和此起彼伏的叫卖声,但对我刺激更大的还是在听到卖冰棍的吆喝声,毕竟从天不亮起床,又骑了几十公里的路程,这会儿真是又饥又渴。在抵制住冰棍的清凉和烧饼炉子里飘出的焦香味儿的诱惑后,我也总算在忍饥挨饿中把杏卖完了。看着自己破旧的书包中花花绿绿的毛钱和一个个灰头土脸的硬币,我心中涌动着满满的幸福感。

这些事虽然过去了三十多年,但老家的杏园和留光镇上熙熙攘攘的人流,仍时不时地进入我的梦中。

少年时代,任何一件自己独立完成的事,都会成为未来成长路上奋斗的基石。人生中每一次经历,不论大小,不也是份宝贵的财富,激励人们不断向前?

本草小验方

材料:杏仁 10 克,去皮。

功效:止咳平喘,润肠通便,用于咳嗽、便秘。

用法:水煎服,早晚各一次。

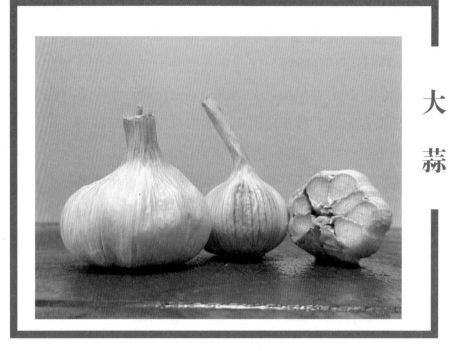

大蒜

　　大蒜原产自亚洲西部。西汉武帝建元二年前后,张骞出使西域,把大蒜带到了中国。在中国,大蒜距今已有两千多年的栽培历史,在全国各地普遍种植。

　　大蒜已经深深地融入了我们的日常生活中,简单到早餐店吃油条、包子时,随手剥开一粒大蒜就着吃;复杂到精挑细选后切成薄片,浇上生抽,用筷子夹着吃;或者捣成蒜泥,拌入细盐与香油蘸着吃。尽管,人类天生是喜欢甜味的,但对大蒜的喜欢却是在生活和时间的过程中慢慢形成的。大蒜在遭遇破坏时会立刻分解出刺激性蒜素,释放出类似硫化物的强烈气息,这是它自然进化出的自我防御和保护机制。但就是这种强烈的刺激味道,却成了人们日常生活中必不可少的调味品。根据不同的做法,大蒜会产生不同的味道,所以几乎每个地方的饮食文化中都有大蒜的影子。

大蒜及其制品伴随着我们的一年四季。初春吃蒜苗,春末吃蒜薹,夏季吃新鲜的大蒜,秋季吃糖蒜,冬季吃冻好的绿蒜和蒜黄。但印象最深的还是小时候每年收割小麦之后,母亲用新打的小麦面粉做一笼发面馒头,再把前后一起采收的大蒜捣成泥,发面馒头配上蒜泥的辛辣香味,简直是那个时期无可替代的美味。那时候母亲常说:"家有万贯,吃不起发面馒头蘸蒜。"说明当时即使家中很富有,常吃白面馒头蘸蒜泥也是吃不起的。

过了收小麦的时节,母亲就会在家中做糖蒜。做法:将整颗大蒜的外皮略微剥去,锅中加水煮开加入少许盐溶解后熄火,再放入大蒜,浸泡 20 分钟,捞起后沥干水分放凉备用,然后根据大蒜的多少制做糖醋汁——将红糖、醋、水、盐、酱油等调味料置于锅中混合加热,煮沸后熄火冷却。将大蒜放入玻璃容器或陶瓷容器中,再把冷却后的糖醋汁倒入容器中直至淹没所有大蒜,加盖后置于阴凉处腌制两周以上,就可以吃了。

到了冬季,人们也闲下来了,这时候的大蒜会自行发芽,发芽后的大蒜口感不太好,母亲就会赶在大蒜发芽前把它制成冻蒜。做法:将大蒜剥去外皮,每一粒都用水洗净后晾干,把大蒜粒装进一个无油无水的干净的玻璃或陶瓷容器中,然后倒入醋直至完全淹没大蒜粒,最后密封瓶口盖上盖子,在室外阴凉处放置七天左右,直到蒜粒都湛青碧绿时就可以吃了。

以上描述的都是在农村常见的吃法,其实大蒜还可以治疗腹泻(即拉肚子),尤其是在每年的秋季,阴雨连绵的季节。小时候家家户户都是烧柴火做饭,而到了雨季,柴火淋湿后做饭就十分困难,有时候到晚上为了省事就吃一些中午剩下的饭,或者吃一些从田地里摘来的瓜果,如果肠胃功能不好,就会肚子疼,甚至拉肚子。这时候,母亲就会把大蒜粒捣成泥,加入适量食盐,然后把煮好的白面条拌入其中,迅速用另一个碗扣上,焖上3~5分钟。这样的面条空腹连着吃两顿,基本上都会把拉肚子的病治好。

李时珍在《本草纲目》中说大蒜"通五脏,达诸窍,祛寒湿,辟邪恶,削痈肿,化积食"。大蒜的药用价值体现在以下几点。

性味:味辛,性温。

归经:归脾、胃、肺经。

功效:解毒消肿,杀虫,止痢。

主治:痈肿疮疡,疥癣,肺痨,顿咳,泄泻,痢疾。

生活中的小偏方:

鼻子出血,鼻窦炎引起的头疼,腿肚抽筋:大蒜切片,贴足心。

暑风卒倒:大蒜三两瓣细嚼,温汤送下,禁冷水。

海鲜类中毒:大蒜煮水喝。

痢疾:大蒜捣碎焖面条吃。

胃腹冷痛:吃糖蒜。

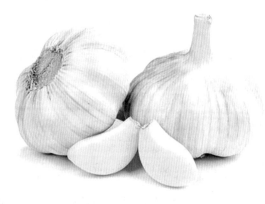

大蒜

那么大蒜的药用价值是如何发现的呢？关于此,民间还流传着这样一个阴差阳错的故事。相传:

从前,有位医生,空闲的时候,常把治病用药的道理讲给小徒弟听。医生的邻居,是个农夫,很想学医,就去找他,说:"先生,你收我当徒弟吧!"

当时行医的,一般都是家传,轻易不传外人。所以,医生没有答应。但是,农夫并没有打消学医的念头。他听说医生经常在晚上教小徒弟医术,就在一天晚上悄悄来到医生家的窗外,竖着耳朵偷听。其实,这天晚上,医生和小徒弟讲的完全是另外一码事。原来,有个病人欠了医生一笔药费,小徒弟刚刚去要账回来。徒弟问医生:"那人欠的钱还不能全部归还,剩下的钱要不要加利息呀?"

医生说:"算了,止下利吧,能还药费就行啦……"

可是,农夫没听见前言,也没去细听后语,就听到"算了,止下利"这么半句。他以为,这是医生向小徒弟传授"蒜能止下痢"的秘方呢,心想,总算学会了一招,回去试试再说吧。

第二天,农夫就对人们说:"我能治痢疾。"但大家不相信,谁也不让他给治。农夫有个亲戚,碰巧走亲戚时那亲戚得了痢疾。农夫就用大蒜当药,让那人吃了好几天,那人真被他治好了。

从此,农夫就住在亲戚家,专门给人治痢疾。他治一个,好一个,名声越来越大。消息传到医生耳朵里,他就去找那位农夫。问道:"你这本事是跟谁学的?"

"跟您呀!"

"不对,我什么时候教过你?"

"有一天晚上……"

农夫把那天的情况说了一遍。医生哈哈大笑起来说:"我们当时说的是收账的事啊!"

农夫也愣住了说:"那怎么大蒜还真能治痢疾呢?"

医生说:"该着你是学医的材料,我就收你当徒弟吧!"

就这样,歪打正着,农夫发现了大蒜具有止痢的药性。

有谚语说:蒜有百利,唯有一害,伤目。长期过量食用大蒜,会导致眼睛视物模糊不清,视力明显下降,耳鸣,口干舌燥,头重脚轻。所以,凡事讲究一个"度"。从养生的层面说,蒜虽小,多吃无益。每天吃一瓣生蒜是比较合适的,若是熟蒜吃个两三瓣也足矣。由于发挥杀菌作用的大蒜素,遇热遇咸会很快失去作用,所以更好不放盐生食。因此,如果想达到更好的保健效果,食用大蒜最好捣碎成泥,在空气中放置 10~15 分钟再吃。

"玉身入水出芽黄,心热不随秋气凉。遥望窗台翠绿色,梦回田垅斗寒霜。"是啊,大蒜就是这样,无论是居于阳台之上,还是置身田野之中,都一样生根发芽,苗壮成长,终其一生不改热心之志。

◆ 本草小验方 ◆

材料:大蒜数个。

功效:止咳。

用法:大蒜捣成泥状,取捣绒后的大蒜如豆瓣大一团,置于伤湿止疼膏中心,每晚洗足后贴于双足足心,次日早晨揭去,连贴 3~5 次。

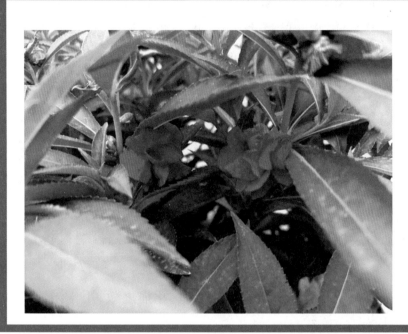

凤仙花

　　桃红,豫北平原上的人们对中草药凤仙花的一种别称。在二十世纪六十年代的广大农村地区,年轻媳妇和小姑娘们常常用凤仙花染指甲,所以又称"指甲草"。

　　在那个年代,广大农村温饱问题还没有得到彻底解决,虽然物质生活极度贫困,但仍挡不住人们对美的追求。每年春天过后,爱美的年轻媳妇和小姑娘们,都会在自己家的田间地头或家中的盆盆罐罐中种上一些细小的、灰褐色的凤仙花种子。随着温度的升高,种子发芽、破土。到了夏季,如果水肥充足,有的凤仙花甚至能长到成人的半腰处。夏季也是最热闹的季节,母亲们都会用采摘来的苘(qǐng)麻叶做大豆西瓜酱,年轻媳妇、小姑娘们则用这些麻叶,裹着凤仙花包指甲。每当晚饭后,夜色来临时,她们就把白天采摘的凤仙花花朵,和着明矾或食盐,放在小石臼内捣碎,取出一块放在指甲上,用嫩麻叶逐个包住,再用棉线缠起来扎紧,次日早晨拆开,指甲已染得绯红,且不易褪色,成了大自然赋予贫瘠生活的最美色彩。而这时,男孩的乐趣就是捉知了。故而夏天除了能让人们吃上丰盛的瓜果之外,也给人们留下了很多难忘的趣事。

在夏天,广袤的田野里长着各式各样的花朵,为什么单独凤仙花染指甲才能变成红色呢?随着阅历的增长,慢慢地才知道凤仙花整株都是药材。

凤仙花又称凤仙透骨草,全草捣汁外敷治各种跌打损伤。据药学经典《本草纲目》记载:"凤仙花,破血,消积,软坚。味微苦,性甘,归心、肺经。具有祛风湿、活血、止痛之效,用于治风湿性关节痛、屈伸不利。"

凤仙花的种子又称急性子,其味微苦、辛,性温,有小毒,归肺、肝经。具有破血、软坚、消积的功效。临床多用于治疗经闭、噎膈。

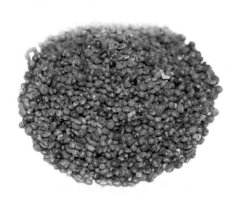 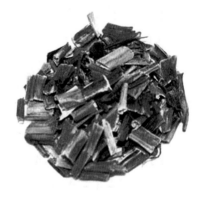

中药急性子(系凤仙花种子)　　　中药凤仙透骨草(系凤仙花茎)

据一位中医老大夫讲,凤仙花茎常呈紫红色,中空,具有散血消肿之功;叶如羽,质轻味辛散,祛风除湿;白花的追风散气,亦名透骨白;红花的破血堕胎,又称透骨红,可接骨止痛、软坚、透骨,用于关节风湿痛、跌打损伤诸症,对鱼刺鲠喉、鹅掌风、灰指甲等病症有辅助康复的效果。

现代研究表明,凤仙花对癣菌、许兰毛癣菌、金黄色葡萄球菌、溶血性链球菌、铜绿假单胞菌、伤寒沙门菌、痢疾志贺菌属等有不同程度的抑制作用。

美好的事物总是伴随着美好的传说,凤仙花也不例外。豫北平原民间流传着这样一个关于凤仙花的动人传说。相传:

在很久以前,黄河流域住着一个善良美丽的姑娘,名字叫凤仙,父亲早逝,与母亲相依为命,两人靠二亩薄田养家度日。

有一天,凤仙姑娘像往常一样在田间劳作,手指不小心被某种树枝划伤了,鲜血顺着指甲缝往下流,伤口疼痛难耐,痛得她差点晕过去,不一会儿几个手指甲都变黑了,像是中了什么毒。可是凤仙姑娘家里很穷,她不舍得花钱去看郎中,心想慢慢会好起来。她回家后,怕老母亲知道后难过,就将受伤的事隐瞒了下来,每天还照常干活。过了几天,凤仙的手指就肿得像胡萝卜一样。

后来凤仙姑娘还是病倒了,而且病情日趋严重。昏迷中,她隐约看见一个仙女来到她面前,对她说:"因你十分孝顺,特来赐药。在你家二亩田地的正西方,有一种绿叶红花的草,是大禹治水时留下来的仙草,你将花朵捣碎包在手上就可以治好你的手,你快去把它采回来吧。"

第二天,凤仙拖着病体来到她家的二亩田地里,她果真找到了仙女所说的那种草,于是就挖了两棵,捧着仙草回家去了。凤仙将仙草种在院子里,摘下几片嫩枝和几朵鲜花,用嫩枝熬水洗手,把鲜花捣烂涂在指甲上。几天之后,手肿消退,指甲也由黑变得红润了。

这之后村里人也知道了凤仙家中有株神草能够治烂指甲,于是纷纷上门求药,凤仙也都无私地分享给了村民。有一些郎中也来到她家采购一些当药材用,凤仙母女二人的日子也一天天地好了起来。

后来,人们为了纪念凤仙姑娘孝顺和无私的品德,三里五庄的姑娘都会在夏季里来到凤仙家的田地里采一些红红的花朵裹住自己的指甲,不仅美观,还代表着自己要像凤仙那样去做人。

凤仙姑娘以其孝敬长辈和无私的品德,成为了人们心中的楷模。于我们平常人而言,孝顺让我们懂得感恩与回报,无私让我们学会奉献与分享。这两种品德相辅相成,共同健全了我们的人格。让我们在人生的道路上,始终坚守这两种美德,用我们的行动去温暖他人,照亮前行的道路。

◆ 本草小验方 ◆

材料:鲜凤仙花 7~15 朵。

主治:百日咳,呕血,咯血。

用法:水煎服,或用少许冰糖炖服更佳。

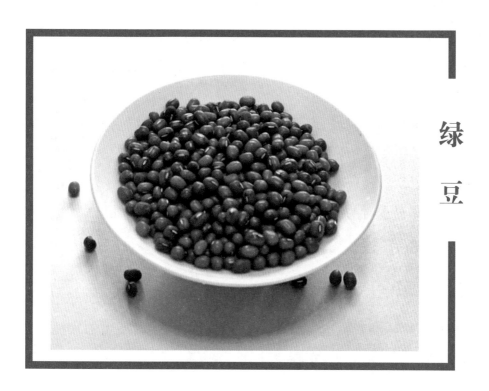

绿豆

　　"春播、夏耘、秋收、冬藏,四者不失时,故五谷不绝,而民有余食也。"转眼间,来到了五月份,即将迎来立夏节气。而随着立夏的到来,天气也逐渐开始燥热。中国人的节气食养微妙而智慧,绿豆应时节登场,清凉之意便油然而生。

　　相较于红豆代表的浪漫情思,绿豆天性近人,显得更加谦逊朴实。绿豆不仅种植起来不太挑水土,更是作为口粮充盈着百姓的餐桌。在元代时,绿豆已经开始大量种植,可以说到了"北方唯用绿豆最多,农家种之亦广"的地步。

　　绿豆的食用自古有之,先秦时期就把绿豆当成粮食蒸食或煮食,比如绿豆粥、绿豆饭,还有绿豆包的粽子。南北朝时期,出现了绿豆粉,贾思勰在《齐民要术》中就详细记录了绿豆粉的做法。北宋时期,汴京的市民已经喝上了冰镇的绿豆汤,叫做"雪泡豆儿水"。一到阴历六月,卖绿豆汤的摊子铺子满街都是,销量跟今天的网红奶茶有一拼。

夏天一碗绿豆汤,解毒去暑赛仙方。古人煮绿豆汤的方法跟今天基本一致。锅中添两瓢清水,待大火烧开,抓一把绿豆丢入,熬到豆花将开未开时,汤色鲜翠,清香弥散,绿豆汤就煮好了。而熬煮绿豆水时的绿豆也颇为讲究。绿豆开花更解毒——绿豆煮至开花软糯,绿豆汤色泽浑浊,食用时解毒功效更强,但不要过烂,会破坏有机酸和维生素。而绿豆不开花更解暑。绿豆无需煮很长时间,因为绿豆皮有清热功效,熬出的汤碧绿清澈即可,无需吃豆,直接喝汤就可达到消暑解暑的功效。熬汤时还可加入粳米、百合,解热毒、清心火、安心神。

小时候的家里还没有冰箱,雪糕等也都是奢侈品。但在夏天又恰是田耕的重要时节。在下地之前,母亲都会先在家熬上一大锅绿豆水,等我们从地里回来后,院子里微微的凉风和绿豆汤的清凉,仿佛能带走一天的酷热。后来了解到绿豆清热解毒的功效后,每次感觉身体轻微"上火",我也会在早晨起来时,煮一碗绿豆水。

绿豆经水浸湿后,还可以生成绿豆芽。在古代称作"种生",有绵延子嗣之意。南宋的陈元靓在《岁时广记》中描述了宋人"种生"祈子的风俗。女性在乞巧节前十日,将绿豆放到瓷盆内泡发,到了七月初七,豆芽长至数寸,便用彩线装饰,谓之"生花盆儿",以此祈盼早生贵子。

绿豆虽小,却占了养生食材的重要一席。它富含蛋白质、氨基酸、维生素、矿物质等活性成分,药食同源的营养价值很高。元代农学家王祯就曾盛赞绿豆"乃济世之良谷也"。中医认为:绿豆味甘、性寒,入心、归胃经,可以清热败火,消暑利水,益气力。绿豆还可以解毒。其解毒功效在李时珍《本草纲目》得以记载:"绿豆肉平、皮寒,解金石、砒霜、草木一切诸毒,宜连皮生研,水服。"有的古人还会用绿豆壳做成枕芯,枕着睡觉,有助于神清目明。绿豆的药用价值体现在以下几点。

消热清暑:绿豆性味甘凉,有清热消暑的功效。

解毒:绿豆中的蛋白质、鞣质和黄酮类化合物可与有机磷农药、汞、砷、铅化合物结合形成沉淀物,使之减少或失去毒性,并不易被胃肠道吸收。此外,其对于热肿、热咳、痢疾、痈疽、疮毒或者是斑毒,都有一定的辅助治疗作用。

降血脂:绿豆中含有的球蛋白和多糖,可以促进体内胆固醇在肝脏分解成胆酸,加快胆汁里胆盐的分泌,降低小肠对胆固醇的吸收,有助于降低血脂,预防心血管疾病。

抗过敏:绿豆中含有抗过敏成分,经常喝绿豆粥,可在一定程度上预防荨麻疹等变态反应性疾病。

小小的绿豆,还有一个传奇故事。相传:

很久以前,有一个漂亮姑娘特别爱"上火",一到夏天就满脸长粉刺,还常常中暑。这一年,夏天又到了,害怕长痘的姑娘甚是心烦,没有胃口。正好亲戚送来了绿豆,她怕吃不完会发霉,就在煮粥的时候放了一些绿豆,整个夏天她都喝着绿豆粥。神奇的是,这个夏天她既没有长粉刺又没有中暑,反而变得更漂亮了。姑娘欣喜若狂,没想到这小小的绿豆还有这神奇的功能。 传十十传百,后来人人都知道了绿豆有清热解暑、排毒美容的功效。

这不起眼的绿色小豆,不仅以其清新滋味抚慰了疲惫的味蕾,更以其丰富的蛋白质、维生素和矿物质滋养了身心。绿豆的纤维素促进了消化健康,而其清热解毒的特性,为夏日的炎热带来了一丝丝的凉意。绿豆,这个小小的豆子,以其全面的营养价值,成为了故事中健康与和谐的象征。这也提醒着我们,即使是最简单自然的食物,也能带来最深远的益处。

本草小验方

材料:绿豆粉、鸡蛋清适量。

功效:解毒,消肿,用于背痈,红肿高大。

用法:将上药调为糊状,敷于患处。

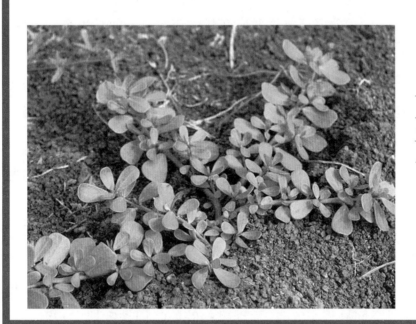

马齿苋

　　马齿苋是田间、地头、路边最常见的一种野菜。它的生命力极强，既耐旱又耐涝，但相对更耐旱，无论多么干旱的土地都难以夺走它的生命。而且它对周围环境要求极低，无论在多么贫瘠的土地上都能够生长、开花、结果。到了每年的九月，收获的时节，整株马齿苋，叶绿、茎红、花黄、根白、籽黑，所以又名"五行草"，俗称"长寿菜"。

　　我对马齿苋的了解始于小学时期。那个时候，刚刚分田到户，每家都有一个菜园子。在每次给菜园子浇水施肥的时候，为了防止野草与蔬菜争夺养分，大家都会提前进行一次除草。在除草的过程中，我发现父亲每次都会把马齿苋单独收拾在一起，最后带回家中。我就很好奇,问父亲:"为什么其他草放在地里不管,而唯独把马齿苋带回家呢?"父亲说:"其他草只要被锄掉,经过太阳暴晒,久之失去水分就会腐烂变成肥料留在地里。而马齿苋则不同。马齿苋被锄掉以后,无论晒多久,只要遇到雨水,它都能够重新生长起来。而且马齿苋一旦遇到充足的养分就长得十分迅速,易与其他蔬菜争夺养分,所以一定要把马齿苋带出田地。同时,马齿苋比其他草更有营养,带回家中喂羊既节省粮食又能够养膘,是一举多得的好事。"从此,我就觉得马齿苋是一种特别有生命力、耐旱,是与其他草不一样的草。

在上初中的时候,有一年的暑假,我去外村找同学玩。那时候百姓家里都是土院墙,用木棍或木板自制成栅栏门。到了同学家门口时,发现他家的院墙与众不同。虽然都是土院墙,但在我们村都是把外立面修得很光滑,而他家的院墙是用铁锹把土一锹一锹叠起来的,外立面呈扇形错落有致。更引人注目的是,他家的大门上面横放着一个石板,石板上和院墙两边墙头上放着各式各样的盆盆罐罐,盆盆罐罐中长着开着红花、黄花的郁郁葱葱的马齿苋。当时我就问同学的母亲:"阿姨,这些马齿苋长了多少年了?"她说:"我们搬到这个院子已经七年了,七年以来,这些马齿苋一直都在墙头上,也从来没有去管过它们。"当时我就忽然想起了马齿苋的耐旱特性,又体会到人在同样的环境中对待生活的方式的不同。在当时的农村,在温饱还成问题的前提下,是没有人在家中养花草的,更没有人想到把野生的马齿苋放到自家的墙头上。同学母亲的举动,让我在那一瞬间,对她生出了由衷的敬意。

因为马齿苋是在夏季才能生长起来,这时候各种蔬菜已经全部成长起来了,尤其是在收麦之后,人们的温饱问题也都得到了解决,不再像春季时为了果腹去吃各种各样的野菜,所以我一直也没有吃过马齿苋。第一次吃这种野菜,还是在参加工作之后。有一次,在一个农家小院吃饭,当时凉菜放在大门里的吧台旁边,店主很热心地介绍了马齿苋,尤其详细地讲了它的功效,越说越让人好奇,想要"一探究竟",于是大家便点了一份。

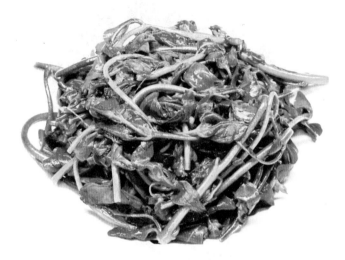

家常版凉拌马齿苋

随着阅历的增长,我慢慢地了解到马齿苋是药食两用的野菜。作为食材,马齿苋有丰富的营养,生食、熟食均可,柔软的茎可像蔬菜一样清炒。马齿苋茎顶部的叶子很柔软,可用来做汤或用于炖菜;其茎和叶也可用醋腌泡食用。据现代医学分析,马齿苋含有丰富的二羟乙胺、苹果酸、葡萄糖、钙、磷、铁,以及维生素 E、胡萝卜素、B 族维生素、维生素 C 等营养物质。马齿苋在营养价值上有一个突出的特点,它的 ω-3 脂肪酸含量高于其他植物。ω-3 脂肪酸能抑制人体对胆固酸的吸收,降低血液胆固醇的浓度,改善血管壁弹性,有益于防治心血管疾病。

据《本草从新》记载，马齿苋入大肠、肝、脾经，清热解毒，散血消肿。治热痢脓血、热淋、血淋、带下、痈肿恶疮、丹毒、瘰疬。用于湿热所致的腹泻、痢疾，内服或捣汁外敷治痈肿。亦用于便血、子宫出血，有止血作用。

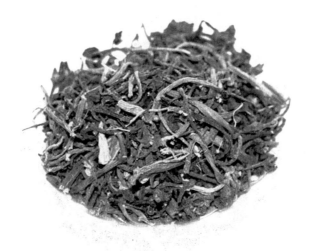

中药马齿苋

我们常说"天人合一"，因为大自然就是一个天然的宝库。经过整个冬天的沉寂与蛰伏，春天送来了茵陈、青蒿、荠菜等舒肝升发的野菜，有利于春天里人体内热外扬。到了夏季，随着风、寒、暑、湿等邪气的侵入，若进食了不卫生的食物，就会"拉肚子"。这时大自然又送来了天然的治疗"拉肚子"的"药物"——因寒凉而生者用大蒜治疗，因湿热引起者用马齿苋治疗。

看来，我们向大自然学习的地方可真不少啊！

本草小验方

　　材料:马齿苋数根。

　　功效:缓解牙龈肿痛。

　　用法:取适量鲜马齿苋捣烂取汁漱口润湿患处,每日数次,一两日后能减轻疼痛,一般需坚持使用三日。

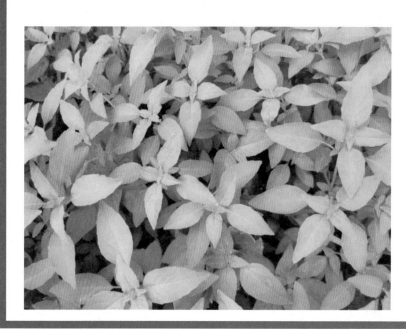

荆芥

李时珍《本草纲目》中有记载："假苏一名荆芥，叶似落藜而细，蜀中生啖之……曰苏、曰姜、曰芥，皆因气味辛香如苏、如姜、如芥也。"可见，"假苏""姜芥""荆芥"这三种名字就是据其不同的辛香气味而定。

荆芥广泛种植于河南、河北各地，田间地头、盆盆罐罐中只要撒下种子就会发芽，长得郁郁葱葱。荆芥是随着波斯人（今伊朗）的世界贸易，在北宋之前首先传入巴蜀一带。由于川蜀人热衷于菜品的麻辣鲜香，荆芥慢慢地在川蜀失去了市场，漫长的岁月中伴随商贸的往来便传入到当时的都城汴京。

春播荆芥一般在每年三四月种植，秋播荆芥则一般在九至十月种植。一旦开花,就不能再生吃了。

在小时候的记忆中,荆芥面饦就是最好的美食了。荆芥面饦的做法:把面粉加水调成糊状,条件允许的,还可以打入一两个鸡蛋,然后让面糊"醒"上一段时间,再把洗净的荆芥叶搅拌到面糊中。煎面饦是需要技巧的,那时没有平底锅,一般都是在煮饭的大锅中操作。同时受当时的生活条件所限,很少炒菜,锅底经常是不沾油的,因此,煎面饦时,前两个是很难煎完整的。随着锅底越来越光滑油润,后面再煎的面饦就能从边缘整个提起,一个圆圆的完整的荆芥面饦就翻了出来。如果技术不过关,很容易把荆芥面饦煎成一个个面疙瘩。煎好的荆芥面饦卷着刚从地里薅回来的小青葱,那种浓郁的香气和辛辣的香味,真的让人回味无穷。

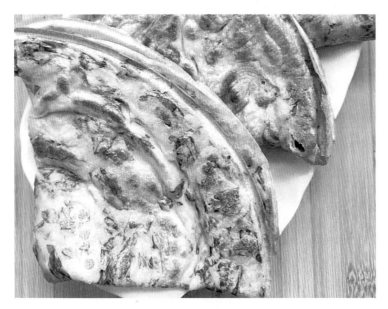

家常版荆芥面饦

除了偶尔吃一顿荆芥面饦外,经常吃的就是荆芥面条了。以前吃荆芥面条都是汤面条,而现在饭店中常见的做法是:面条煮熟后加入黄瓜丝、荆芥叶,浇上浇头。

荆芥从国外传到国内,自然也有一些江湖传说。在小时候经常听老人说:"那个家伙厉害得很呐,吃过'大盘荆芥'。"随着知识的增长,慢慢也知道了这种说法的由来。开封,即北宋都城汴京,当时是世界最繁华的都市之一。那时从外地进京的官员,赶考的书生,经商的游客,各色人群常常会聚集于汴京的大街小巷。这些人在汴京,无论在大小饭店里,还是夜市摊上,都会吃到当时的特色美食——"大盘荆芥"。因为中州(今河南)之外的人们很少吃这种味道独特而又刺激的凉拌菜,只有到过都城汴京的人才会品尝到这种味道,久而久之,到过汴京,吃过"大盘荆芥"——不是小盘,更不是几片荆芥,就成为走南闯北、见过世面、见多识广的一个代名词。

荆芥不仅仅代表一种江湖境界,它还是一种药食同源的蔬菜。最早的药用价值是伴随着中华千年文明的发展逐渐被人们认识和推广起来的。在《本草纲目》等知名中医、中药学典籍中都有对荆芥运用的记载。荆芥味辛,性温,归肺、肝经,有祛风解表、透疹消疮、炒炭止血等功效。可用于治疗感冒发热、头疼、咽喉疼、疮肿、肤痒、癣症,炒成干炭治吐血、鼻血、尿血、便血、中风口噤不开等症。

现代药理分析证实,荆芥中含有薄荷酮、右旋柠檬烯等抗菌剂及加速血液循环的成分,从科学的角度证实荆芥具有抗菌消炎、活血止痛的作用。

荆芥在生活中同样应用广泛。荆芥泡茶喝治喉咙痛;荆芥水加入陈醋泡脚治脚气;用荆芥、大葱、生姜煮水喝治感冒;用新鲜荆芥叶捣烂加面粉、陈醋适量,调成糊状外敷,对治疗跌打损伤肿胀,也具有很好的效果。

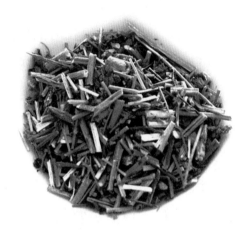

中药荆芥(系荆芥茎部)

伴随着中华千年文明的传承,在发现荆芥药用价值的过程中,同样有一个美丽的故事。相传:

很早以前,在黄河流域住着一对勤劳善良、年近四十的夫妻。他们生活得幸福美满,美中不足的是这对夫妻却一直未迎来属于自己的孩子。后来又经过不断地求药治病,妻最终怀孕并生下一个男孩。夫妻二人商议后,决定用宴席好好招待亲朋好友和邻居。由于连日来家中宴请宾客,产妇感到十分劳累。一天午饭后,丈夫去村外做农活,妻子哄得孩子睡着后,仔细地看着出生不久的孩子,脸上洋溢着无比的幸福感,陶醉的心情不由自主地从心底涌出。她轻轻地抚摸着孩子细嫩的脸蛋儿,带着微笑,在孩子身旁也睡着了。妻子睡着睡着，觉得身体发热，不自觉地掀开了身上薄薄的被子。由于连日来的劳累，不知不觉她竟一直睡到了黄昏。等丈夫从村外做过农活回家后，他惊讶地看见妻子像醉酒了一样，直直地躺在床上，手脚微硬直，已经不省人事了。

丈夫立刻请四邻帮忙分头去请郎中。不多会儿，第一位郎中被请来了。他看着妇人的症状，经过很长时间的诊脉、思考，最后摇摇头，一言不发地低头走了。第二位郎中也被请来了。他听了病情介绍，看看妇人，还未诊脉，就表示毫无办法，告辞离去了。接着，第三位郎中也来了，他也只是看看妇人的样子后，就摇摇头走了。接连请了三位郎中，都没有医治办法，这时小孩因为饥饿嚎啕大哭起来，急得大家团团转。正在此时，从大门外走进来一位看上去已有相当年纪的老人。他雪白的头发、胡须，眼睛炯炯有神，脚步虽慢却很有力，看起来似乎是位非同寻常的老者。老者进屋后，先稳定了大家的情绪，又仔细地询问了妇人及家人的生活情况，走近妇人的床前看了看，慢慢说道："让我来试着给她治疗吧。"妇人的丈夫听罢，拉住老者的双手，刚想要双膝跪下，就被老者制止住了。"让我治疗也中，可是我还没有十足的把握，如果治不好，请你们一定不要怨恨我呀！"大家听后，再看着眼前的情景，也别无他选，只能由老者治疗。老者从身上的葫芦中取出一些黄褐色的粉末，用白酒调匀加入温水，将妇人的嘴张开，把药液灌进去，观察着她脸色的变化情况。

此刻，屋里静得出奇。过了约两炷香的时间，忽然，妇人的手微微地动了一下，一会儿她的腿脚也相继动了几下，并渐渐地恢复了知觉。老者脸上紧张的神色消失了，随即露出了笑容。妇人的苏醒及老者的表情变化,感染了在场的每一个人,低沉的气氛一下子烟消云散了。老者又按同样的方法,连着给妇人服了几次药,只见她病情一点点儿地好转起来。

又过几日,妇人终于从床上坐了起来,老者便说产妇危难之时已去,让大家尽管放心,说完想告辞离去。他们拉着老者的手,再三道谢,感谢老者的救命之恩,并希望老者赐教一二治病的方法。老者笑着答道:"我用的药是荆芥穗研制的粉末。当初我看到产妇的病情后,判断是因为产后劳累,内热蓄积体内,汗出又导致毛孔开放,故而风邪从毛孔侵入体内,导致中风,继而引起昏睡。该病需要散发体内风热邪气,使其上行而发散,在这方面荆芥穗是有很好作用的一味药,且很常用的。虽然从道理上讲是可以的,但荆芥穗治疗此种病例还没有经验,所以前两天试着治疗时,我是很担心的。"

老者稍作停顿后接着说道:"现在仔细想起来,荆芥穗的功效对此种病例有如此的疗效,对我来讲是一个很大的发现,真是值得庆贺的事。"

我们常讲:融入四时,天人合一。荆芥,这一寻常却又不平凡的草本植物,承载着深厚的文化底蕴和医疗价值。它以其独特的香气和药用功效,为人类健康贡献着自己的力量。愿我们珍视这份自然的馈赠,继续探索和利用荆芥的更多可能性,为人类的健康和生活品质增添更多的色彩与活力。

本草小验方

材料:荆芥穗30克。

功效:疏风止痒。

用法:取净荆芥穗轧为细末,过细箩后,装入纱布袋备用。用时将荆芥面均匀的撒在受治皮肤表面,然后用手掌来回反复搓揉。

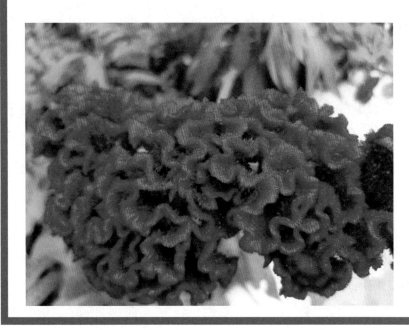

鸡冠花

因工作原因,我调到一所中职类中医药学校工作。该学校有近五十年的历史,除了几栋楼略显厚重之外,校园内没有一棵大树,只有几棵近几年才栽培的核桃树及银杏树。每当走到校园内,总有一种美中不足的感觉。

那时每周六、周日是我值班。学生离校后,校园内就更显得清静。走在空荡荡的校园内,显得有些单调。有天晚上,我碰到一位在此工作多年,在当地资深的中医学专业的同事。我俩走在苍白的水泥地上,除了围着墙根一排小树透出一丝丝绿色外,地面就如同一张白纸一样干净。

我不解地问:"老兄,我们是中医药学校,如何才能体现中医药的特色呢？我们常说环境育人，能不能让学生在校园内就能浸润到中医药文化的气息呢？"

他说："是呀，虽然学校历史也不短，但各种原因，曾经的大树也都被伐掉了，校园不大，但也有一定的管理难度，如果种植一些中草药的话，又要增加相应人员，这也是一笔不小的开支。"

我接着他的话说："如今学生的素质普遍较高，能不能在目前各个小树之间加一些木制的网箱，按照每班一个配置，栽培一些我们当地能够看到的中草药，这样在四季都能感受到中医药文化的气息。同时让学生们来管理这些中草药，即使最终没能成活，对学生们来说也是一种历练。"

他说："这也是一个好的办法，还能增加文化氛围。那我们就给学校说说看吧。"

这件事，一直在我心中念念不忘。过了一段时间，网箱终于到位了，但是此时已是五月份，一些适宜春季栽的花草种子种下去以后并没有发芽，心中总有一丝失落感。又过了一段时间，我透过办公室的窗户，隐隐约约看到网箱中有一丝丝的绿色。于是我便下楼走到网箱旁边看了看，发现每个网箱内都有两排绿油油的小花苗，但当时我也不知道这是什么花。

一晃几个月的时间过去了，我俩又在操场上碰了面。

他主动走过来说："上次那些网箱培好土之后，因为过了季节，种上的种子没有发芽，如果光秃秃的话，也不好看，我就从别处移过来了一些鸡冠花的花苗。老弟你看，现在已经全部开了花，每一棵鸡冠花都红彤彤的，还成了学校一道美丽的风景。

"鸡冠花原产于非洲、美洲热带和印度，现在世界各地广为栽培，在我们国家各个省份都能种植。鸡冠花适合种在地势高、向阳、肥沃、排水良好的砂质土壤,是一种抗污染环境的生态观赏花卉。鸡冠花火红的颜色,花团锦簇,就像我们的学生一样,有一种奔放的热情和旺盛的生命活力。

"其实鸡冠花还是一种药食两用的植物。它味甘、涩,性凉,归肝、大肠经。有收敛止血、止带、止痢的功效,可治吐血、崩漏、便血、赤白带下、久痢不止。在食用方面,春、夏两季均可以采摘鸡冠花的嫩叶,用来做汤或凉拌,味道鲜美。鸡冠花还可以做汤,将洗净的鸡冠花加水煮熟后,留汤去渣,加入适量白糖,再打入鸡蛋,煮成荷包蛋,煮好后即可食用。也可以将鸡冠花与茶叶一起放入杯中,倒入开水冲泡,盖上杯盖焖10分钟左右即可饮用。"

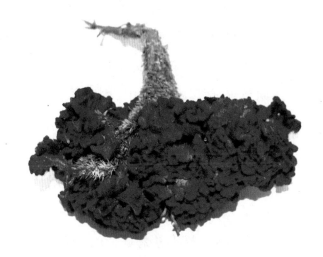

中药鸡冠花

他顺手指了指那些开满红花的网箱说:"我们常说应天时合四季,在我们历史发展过程中,最早发现的还是草药,不然的话为什么很多书都是以本草命名呢?《本草纲目》中就介绍了一丁八百九十二种药物,就像鸡冠花,也是在人们无意中发现它的药性的。

"关于鸡冠花,还有个故事。以前在一条小河畔,住有一位姓刘的小女孩。有一天,小女孩去树林里采摘野菜。她越走越远,结果迷途山中。因她饿得没有办法,只得采摘些野果、野菜充饥。她不论什么果什么菜都吃,喝的河水又不干净,结果腹痛难忍,开始'拉肚子'。这时候,她突然在河边发现了一种紫色鸡冠式的野花。在这又痛又饿的情况下,她就采摘了一些吃了下去。出乎意料,吃了花后过了一阵子肚子就不那么痛了。之后她又连续吃了几次这种紫色的花,拉肚子竟然好了。但因她一天没有吃饭,已没有力气走路了,于是她靠在一棵树下的草棚内休息。突然地听到草中传来响声,误以为野兽来袭,吓得她慌张地钻进草棚旁的树洞里。过了一会儿响声越来越近,探出头一看,原来是父亲和乡亲们。于是她爬出树洞,刚露出脑袋就力竭晕倒了,她的父亲把她抱了出来。回家后,小女孩休息了数天,精神逐渐好了起来。小女孩向母亲说起她在山中,因吃了野果拉肚子,之后吃了紫色的花治好了病的事情。小女孩的母亲由于经常拉肚子,听后就和丈夫一同上了鸡冠山,连根采了一些带回家中。小女孩的母亲连续数天使用这些紫色的花煎汤服用,结果拉肚子的毛病竟也慢慢治好了。"

听过他讲的故事以后,我不禁想,一个人只要抱有希望,无论遇到什么样的困难,只要不断努力,也敢于尝试,总能找到解决问题的办法。

生活中,我们难免会遇到挫折和失败,但正是这些经历塑造了我们更强大的内心。当我们面对困境时,不要害怕,不要气馁,而是要学会从中汲取经验和教训。我们要相信,每一次的跌倒都是为了更好地站起来,每一次的失败都是通往成功的必经之路。

◆ **本草小验方** ◆

材料: 干鸡冠花 15 克。

功效: 凉血止血,用于子宫出血、白带过多、痢疾。

用法: 煮水代茶饮用。

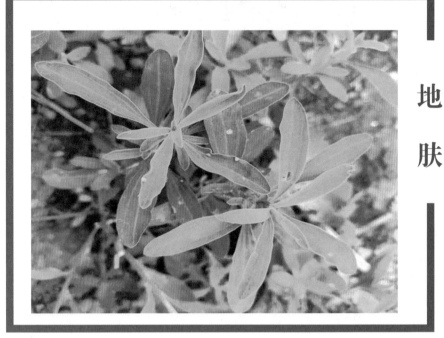

地肤

　　自小时候起,我便对地肤印象颇深。地肤,俗称扫帚苗,这种野菜在路边、田里、山下、屋前,有土的地方都能见到它,生命力十分旺盛,茂盛者可长及人高。在那个物资匮乏的年代,能被人们发现并牢记的植物,往往体现出它在生活中的重要性,地肤便是如此。

　　地肤不同于其他野菜,可以用不同的吃法从春天吃到秋天。除了焯水凉拌、蒸菜之外,地肤还可以炒肉、炒蛋、盘馅包饺子、包包子,每一样都能让人吃得津津有味,满口留香。

　　现在分享两种最家常的吃法。

　　蒸地肤:准备新鲜的地肤、小麦面粉,以及蒜泥、香醋、生抽、姜末和香油等调料。把准备好的新鲜地肤用清水洗净,然后沥干表面的水分后放到一个大点的盆中,撒上准备好的小麦面粉,尽量保证地肤的表面都沾上小麦面粉。然后把处理好的地肤直接放到烧开的蒸锅中,再用中火继续蒸约10分钟。最后把准备好的蒜泥、姜末、生抽、醋和香油等调料放在一起调匀制成料汁,等锅中的地肤蒸好以后取出拌匀即可食用。

凉拌地肤:先将新鲜地肤洗净,放在锅中用沸水焯约2分钟取出过冷水降温,然后取适量生抽、香醋、香油和蒜泥,调匀后直接浇在焯好的地肤上,拌匀以后即可装盘食用。

鲜嫩的地肤不仅能做出各种美食,它还是老中医非常青睐的中药,能治疗多种疾病。中医常说,地肤是舌尖上的中药,其功效如下。

清肠排毒:清肠排毒是地肤最重要的功效。地肤中含有大量碳水化合物和膳食纤维,能清理人体内淤积的垃圾和毒素,并能加快肠道蠕动,促进大便生成和排出,防止多种毒素对身体产生不良影响。

利尿消肿:地肤还是一种能利尿消肿的健康食材。它能入肾经提高人类肾功能,并能加快人体内尿液的生成和排出,对人体的尿潴留、小便不利、小便涩痛及肢体水肿等都有一定的预防和治疗作用。

预防并缓解痛风:地肤对人体内的尿酸有明显的溶解作用,能加快身体内尿酸排出,痛风的发病率就会明显下降。另外,多吃地肤还能预防尿路结石和泌尿系统感染,对维持人体泌尿系统健康有很大的好处。

预防夜盲症:地肤含有丰富的维生素A和胡萝卜素等,这些物质能促进视神经发育,并能保护视网膜功能,而且也能增强眼睛在黑暗中的视物能力,对夜盲症、视力下降及视网膜功能减退等都有很明显的预防作用。

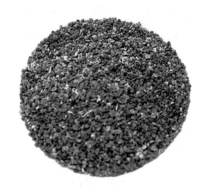

中药地肤子

扫帚苗种子即为地肤子。地肤子对皮肤病的治疗也大有作用。《本草乘雅半偈》中讲道:"地肤子之功,上治头而聪耳明目,下入膀胱而利水去疝,外去皮肤热气而令润泽,服之病去,必小水通长为外征也。"通俗地讲,就是地肤能以奇特的辛味进到肌表,把风邪发散出去,并运用其种子苦寒肃降之性,把湿热血毒,收到膀胱来,通过加快排尿而排泄出体外。像湿疹、荨麻疹、皮肤瘙痒红肿等各类皮肤疾病,效果都很明显。

不仅如此,地肤也能在"生活工具"大显神通。由于其茎非常坚硬,但梢又极其柔韧,民间常用它来做扫帚。等到秋天霜降后,地肤的叶和种子脱落之后,脱落的叶可以烧火做饭,也可积肥,脱落的种子就是我们经常说的中药"地肤子",剩下的茎和枝条用绳或铁丝适当捆绑,就制作成了一把经济实惠而又耐用的扫帚。

关于地肤还有一个非常有趣的故事。

话说古时候,有一个人以采药为生,经常连着好几天在山里奔走,难免被蚊虫叮咬。这天他回到家以后,自觉浑身瘙痒难耐,就想着泡个热水澡。他用扫帚清洗了锅子,又添了满满一锅水,不曾想却把扫帚落在了锅里,直到一锅水烧开倒进木桶时他才发现。不过他也不甚在意,继续泡澡。然而令他没有想到的是,才泡了一会儿,身上就没那么痒了。这人很是不解,这次怎么会有这么好的效果?

想来想去,莫不是扫帚起了作用?为了验证这个想法,每当他满身是包的从山里回来以后,就用扫帚熬水洗澡,发现这法子果然管用。

后来,一传十,十传百,慢慢地就在坊间传开了,再后来大家就把地肤的种子收集起来,哪里痒了,抓上一大把,熬水外洗。

可以说,地肤一身都是宝,从出生到最后都在奉献自己的价值。作为教育工作者,我经常说"为生命创造价值"。作为植物界中的一员,地肤对环境要求也极少,它以自己顽强的生命力,一生为人类奉献自身的价值。其实,它才是值得我们学习的榜样。

本草小验方

材料:地肤子30克,红枣4个。

功效:除湿止痒。

用法:将地肤子和红枣全部研碎(或捣碎)。将研碎后的药材放入保温瓶中,冲入沸水适量,盖闷20分钟。20分钟后,即可频频代茶饮用。每日一剂。

秋　季

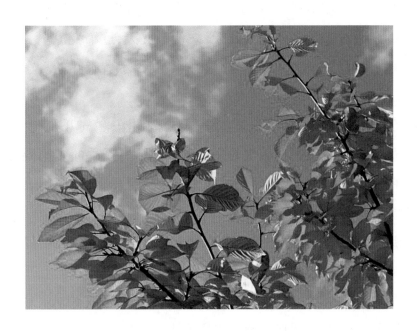

　　秋季包括立秋、处暑、白露、秋分、寒露、霜降六个节气,秋季是从立秋开始的。

　　立秋是中国的一个古老传统节日,它的由来可以追溯到春秋时期。当时,秋季的开始是以"立秋"为标志。在古代,上至天子下至黎民,都十分重视这一时节。《礼记·月令》中这样记载:"立秋之日,天子亲率三公、九卿、诸侯、大夫,以迎秋于西郊。"立秋也是民间举行祭祀的重要节日,人们会在这个时候祭祖、挂艾叶、吃秋饭、喝秋酒等，以表达对先人的敬意和纪念。

立秋分为三候。"初候凉风至"——立秋后，我国许多地区开始刮偏北风，偏南风逐渐减少，小北风给人们带来了丝丝凉意。"二候白露降"——由于白天日照仍很强烈，夜晚的凉风刮来就会形成一定的昼夜温差，空气中的水蒸气会在清晨室外植物上凝结成一颗颗晶莹的露珠。"三候寒蝉鸣"——这时候的蝉，食物充足，温度适宜，在微风吹动的树枝上得意地鸣叫着，好像告诉人们炎热的夏天过去了。一候为五天，立秋十五天，逐渐变凉。变凉是气候趋势，根据立秋三候的描述，立秋节气预示着炎热的夏季即将过去，秋天就要来临。

云天收夏色，木叶动秋声。进入秋季，阴阳之气开始转变，万物开始从繁茂成长趋向萧瑟成熟，气候开始由夏季的多雨湿热向秋季的少雨干燥过渡。立秋表示季节转换的开始，但并不表示气温会立即下降。

风吹一片叶，万物一惊秋。秋天天气微凉，草木渐黄，但这也是收获的季节。立秋前后各种农作物生长旺盛——花生开花结实，稻谷弯腰结穗，玉米抽雄吐丝，甘薯薯块迅速膨大，大豆结荚，瓜果成熟，大自然将丰硕的果实奉上。

今夜月明人尽望，不知秋思落谁家。秋天，也是思念的季节，不论蒙蒙秋雨中，还是落叶飞舞时，人们总会不自觉地陷入沉思，总会不经意间牵动思绪。不论是"最是秋风管闲事，红了枫叶白了头"，还是"抬头望明月，低头思故乡"，秋山、秋水、秋色总是给人们无尽的绵绵思念。

晴空一鹤排云上，便引诗情到碧霄。才感盛夏，忽而已秋。无论是"停车坐爱枫林晚，霜叶红于二月花"的烂漫，还是"大漠孤烟直,长河落日圆"的壮阔雄奇,亦或是"落霞与孤鹜齐飞,秋水共长天一色"的宁静致远,又或是"露从今夜白,月是故乡明"的入骨思念,都在向我们展示一个"多情"的秋季。

人法地,地法天,天法道,道法自然。在这个万物成熟的收获季节里,人们应该如何适应自然的变化呢?《素问·四气调神大论》中记载:"秋三月,此谓容平。天气以急,地气以明,早卧早起,与鸡俱兴,使志安宁,以缓秋刑,收敛神气,使秋气平,无外其志,使肺气清,此秋气之应,养收之道也。逆之则伤肺,冬为飧泄,奉藏者少。"

也就是说,秋天的三个月,是万物饱满、果实成熟的时节。在这一时节里,天气清肃,其风劲急,草木凋零,大地明净。人应当早睡早起,跟群鸡同时作息,以使情志安定平静,以缓冲深秋的肃杀之气对人的影响;收敛此前向外宣散的神气,以使人体能适应秋气并达到相互平衡;不要让情志向外宣泄,以使肺气保持清肃。这乃是顺应秋气、养护人体收敛机能的法则。违背了这一法则,就会伤害肺气,到了冬天还会发生飧泄。究其原因,是由于身体的收敛机能在秋天未能得到应有的养护,以致供给冬天的闭藏之力少而不足的缘故。

以上也是古人秋日的养生纲要。中医讲秋属燥,燥气通于肺,肺为娇脏,喜润而恶燥,燥邪最易伤肺,所以秋天最需要养肺润肺。按照中国人的五行养生之法,肺和五色中的白色相对应,此时应多食白色的食材,如山药、莲藕、雪梨等,以防燥气。

秋来伏未去,食养秋气平。秋季时有骄阳似火,时有秋雨绵绵,池塘中荷花开始衰败,地下的红薯开始急剧膨胀,田野里的冬瓜已经开始发白,南瓜开始泛黄,山楂枝头累累,合欢如粉云朵朵,迎风桂花香,地下菊花黄。除了地上长的庄稼,树上结的果实已经成熟之外,池塘中的藕,也已经来到了人们的餐桌上,藕的营养价值和药用价值相当高,《名医别录》中认为,生藕性寒,能生津凉血;熟藕性温,能补脾益血,减少脂类的吸收。

同时,菊花茶可谓是是秋季养肺润肺的最好饮品。据汉代《神农本草经》记载,"菊花久服能轻身延年",有疏风、平肝之功,嗅之,对感冒、头痛有辅助治疗作用。菊花是传统的常用中药材,味甘苦,性微寒,归肺、肝经,具有降血压、明目、提神等功效。

由此看来,无论是"我花开后百花杀"的菊花,还是餐桌上"出淤泥而不染"的莲藕,都是为了人们的生存而自然生长出来的,这就是大自然的奇妙之处,这就是人们要去适应四季,适应自然的道理。

斯是秋节,顺天应人。当秋日的金色洒满大地,我们迎来了一个养生的黄金时期。药食同源,作为中华民族千百年来的智慧结晶,不仅教会了我们如何辨识食材中的药性,还让我们学会了如何在四季更迭中,借助自然的馈赠来调理身心。我们在品味秋日的硕果与醇香时,也要学会如何与自然和谐共生,用食物与药材滋养身心。让我们带着这份对自然的敬畏与感激,继续探索与践行,让身体在秋日的余韵中愈发康健,让心灵在药食的滋养下愈发宁静。

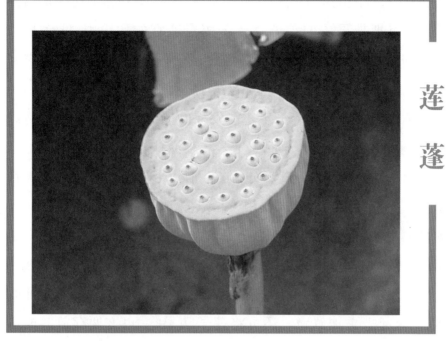

莲蓬

　　植物的生命力到底有多强？有些种子为了发芽能够等待一千年。

　　2022年6月20日，杭州市西湖区，"宋代莲花"在浙江大学艺术与考古博物馆绽放。据了解，2018年河南开封在北宋地层挖出千年莲子，后经杭州花圃育荷专家培育后成功育出二代宋莲莲子，随后这批莲子在浙江大学艺术与考古博物馆通过精心培育，终于"宋代莲花"在该馆成功绽放。真可谓是"汴京深处藏风华，杭州湖畔春水生"。千年古莲绽新姿，宋韵犹存映今朝。

　　荷花的花朵凋零后结为莲蓬，莲蓬由一些小孔组成，每孔内含果实一枚，称作莲子。莲子成熟后呈坚硬的黑褐色，这层黑褐色果

131

皮,不但具有良好的封闭性,而且还具备自我调节生命平衡的能力;既能有效阻隔莲子内部水分的蒸发,又能防外界不良因素的侵蚀。若是把带果皮的莲子存放于相对适宜的环境中,即使是千年,仍旧具备发芽开花的机会。因此,莲子享有千年不朽的美誉是有一定道理的,它也被称为世界上寿命最长的种子。

不仅莲子具有等待千年还能发芽的能力,莲蓬也是个宝。莲蓬、莲子、莲子心,一物三吃,又兼具药食滋补之用。

莲蓬原为莲花的花托部分,在花谢后渐渐膨大,遂生成了碗状果实。莲蓬可以用来煮水饮用,可预防糖尿病和降低血压。加入冰糖熬制饮用,也能起到活血散瘀的作用。不仅如此,莲蓬还有丰富的文化内涵——其内含十几颗莲子,寓意着子孙满堂,多子多福。

莲子剥掉外壳就可以直接食用,简单又方便。同时也可冷藏,吃来起来更加鲜嫩。还可将莲子晒干吃,也方便存放。据考证,唐代时便出现了莲蓉和着糯米粉做成的糕饼,宋代时糖莲子就已是风靡多时的小食。

把莲子从中间切开,取出绿色的小芽,就是莲子心。我们平常吃莲子,有一股淡淡的苦味,就是由莲子心造成的。莲子心常用来泡茶,既能清热解毒,又能养心气,达到镇静安神的功效。

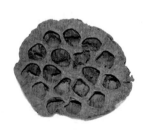
中药莲蓬

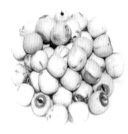
中药莲子

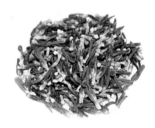
中药莲子心

关于莲子的治病传奇,在民间流传有"四神汤"的故事。相传:

乾隆皇帝下江南时,随行的四位爱臣日夜操劳,加上舟车劳顿、水土不服,相继病倒了。面对这种情况,连御医都束手无策。乾隆皇帝命当地官员张榜求医。不久,有一僧人前来揭榜,在把过脉之后为他们开出了一首食疗的药方——用莲子、芡实、山药、茯苓等量以猪肚炖食服用,并且说"四臣康,事必成。喝了这药汤,保准平安"。四位大臣服用后,果然很快痊愈。此后,每有官员南巡,皆以此方炖煮后服用,确有强身防病的效果。

离离原上草,一岁一枯荣。野火烧不尽,春风吹又生。宋代莲花如同原上草一般,即使经历了时间的洗礼和环境的变迁,依然能够重现生机,绽放出新的生命。

成长的过程往往充满了挑战和未知,就像那些被深埋地下的古莲子,它们在黑暗和沉寂中等待了千年之久,但只要有适宜的环境和专业的呵护,它们就能焕发出新的生机。同样,在我们的成长过程中,无论遇到多少困难和挫折,只要我们不放弃希望,坚持努力,就一定能找到属于自己的"阳光"和"雨露",实现自我成长和蜕变。

本草小验方

材料:莲蓬数个。

功效:清热去火、利尿消肿,适合热性体质和经常上火的人群饮用。

用法:将莲蓬洗净后,放入杯中,加入热水浸泡10~15分钟,可加蜂蜜或冰糖调味。

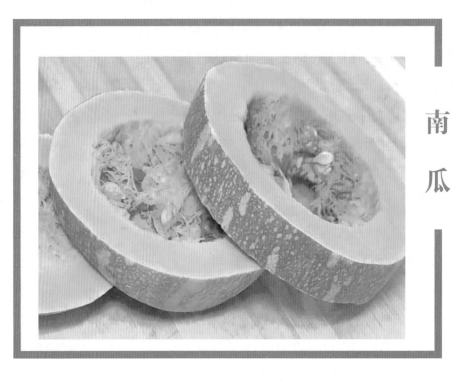

南瓜

藤蔓青翠绕篱笆，瓜实累累映日华。叶间隐露黄金色，似玉雕琢美无瑕。每到金秋，便少不了南瓜的点缀。

南瓜，在我小时候并不常见，只记得家里在南瓜成熟时，母亲经常把南瓜子洗净、晒干或在锅中焙干，吃起来口齿生香。真正让我对南瓜改变印象的是，我去濮阳参观一个植物园，才知道南瓜在成熟的季节竟然是多姿多样的，有长条状，有像灯笼、像磨盘的，都是我过去在小时候没有见到过的样子。而那天我在濮阳吃了南瓜宴，才知道南瓜是一种药食同源的食品，不仅美味、饱腹，对人还有各种各样的益处。

南瓜最简单的吃法就是蒸煮，且以老南瓜为好。清人高士奇按照苏轼做东坡肉的方法来烹饪南瓜，并将此秘诀写进《北墅抱瓮录》中："少水缓火，蒸令极熟，味甘腻，且极香。"翻译过来就是少加水，开小火。或者人们常用南瓜来熬粥也可，搭配小米、大米、各种杂粮谷豆均宜。

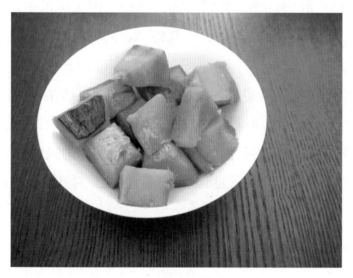

家常版蒸南瓜

作为药材，南瓜浑身都是宝。中医认为，南瓜性温，味甘，入脾、胃二经，有补气益肺、健脾和胃等功效。

种子：含南瓜子氨基酸，有清热除湿、驱虫的功效，可用于绦虫病、血吸虫病。

南瓜藤：有清热的作用，可用来减缓牙痛。

南瓜叶：含有多种维生素与矿物质，其中维生素 C 的含量很高，使它具有出色的清热解毒功效，夏季时用南瓜叶煮水喝，可以起到消暑除烦的作用。

现代研究还发现，食用南瓜能预防动脉粥样硬化和胃黏膜溃疡,还能预防及调理前列腺增生。南瓜内含有维生素和果胶,果胶有很好的吸附性,能黏结和消除体内细菌毒素和其他有害物质,如重金属中的铅、汞和放射性元素,起到解毒作用。甚至,南瓜可消除致癌物质亚硝胺的突变作用,有防癌功效,并能帮助肝、肾功能的恢复,增强肝、肾细胞的再生能力。此外,因为南瓜中含有丰富的维生素 A 及膳食纤维,而且有低糖、低热量的特性,常吃南瓜还有助于减肥。

南瓜不仅仅是厨房里的美味食材,更是我们生活中的一位智者。它外表坚硬,内部却柔软甘甜,瓜子也对人们大有裨益。人生就像南瓜一样,有时候我们需要坚强地面对外界的风雨和困难,但内心依然要保持柔软和善良,坚定向善,做一个对社会有用的人。

◆ 本草小验方 ◆

材料:生南瓜适量。

功效:消炎止痛。

用法:捣烂外敷。

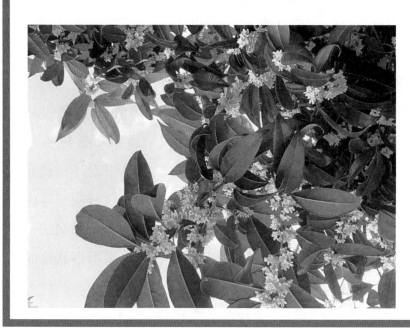

桂花

　　中秋节在单位值班,同事送过来一包桂花茶让品尝。说实在的,平时我很少喝花茶,总觉得花茶带着一股脂粉味。因为是假期,整栋楼静悄悄的,喝了一天的铁观音,抬头一看已临近下午五点,重新泡铁观音有点浪费,目前又没有其他事可做,我就把玻璃杯重新洗刷干净,把桂花茶置入杯中,然后冲入滚烫的开水。

　　窗外飘着小雨,与平时学校喧闹的场景相比,显得分外寂静。桂花在水杯中飘飘浮浮又慢慢地下沉,不一会儿就变成淡淡的浅黄色,随之散发出一股浓郁的花香,这种味道忽地就让我有一种特别亲近的感觉。

　　三年前,我还在教育管理部门工作时,办公楼大门口的东西两侧各有两棵4米多高,树冠呈球形的绿化树。其实,我在那工作的近十年中,并不知道那两棵树就是桂花树,但默名地对桂花有一种远在天边近在眼前的亲近感,因为每年暑假过后的教育教学活动中,经常会使用"金秋十月,丹桂飘香,在这样一个美好的日子里……"这样一句话。然而,丹桂什么样,我并没有见过。

记得在2021年,我还在原单位中秋节期间值班时,透过二楼的玻璃窗,总能看到三三两两学生模样的人来到办公楼下,在那两棵树下合影,有的学生临走时还要折下一段树枝带走。我就有些纳闷,他们为什么和这两棵树合影,还要带走一段树枝呢? 等他们走了之后,我下楼详细地看了看那两棵树,碧绿的叶子中间是一簇簇浅白色的小星星般的花朵,还特别得香,在我百思不得其解的时候,过来一位同事。

我问:"这是什么花呀,香味这么浓?"

那位同事惊讶地看了看我说:"这是桂花树啊!"

我又说:"这桂花树有什么讲究吗? 院子里这么多树,学生唯独与这两棵树合影是啥原因呢?"

那位同事又说:"你是真不知道啊,还是在考我呢? 桂花树是吉祥的象征,蟾宫折桂,在过去科举的年代,代表着金榜题名啊!"

我又重新回到二楼办公室查了查相关资料,才知道"蟾宫折桂"典故的由来:晋武帝年间,吏部尚书崔洪举荐郄诜当左丞相。后来郄诜当雍州刺史,晋武帝问他的自我评价,他说:"我就像月宫里的一段桂枝,昆仑山上的一块宝玉。"后来用"月宫中一枝桂""昆仑山上一片玉"来形容特别出众的人才。这便是"蟾宫折桂"的出处。唐代以后,科举制度盛行,"蟾宫折桂"便用来比喻金榜题名。

这时候，我又想起了郭沫若小时候的一段趣事。据说，郭沫若小时候和同学们到庙里偷桃子，和尚到学校找老师诉苦，老师感到没有把学生教好很丢人，但又没有学生承认这件事。老师说："我出个对子，你们能对上就免罚，如不能对上又不承认，就全体受罚。"

老师说："昨日偷桃钻狗洞，不知是谁？"

郭沫若答："他年折桂步蟾宫，必定有我。"

看来，无论是学生的合影折桂，还是郭沫若的"蟾宫折桂"，都是对桂树的尊重和对未来美好生活的向往与寄托啊！

在这样一个静悄悄的日子里，我又想，桂花树为什么要栽到月亮上呢？

其实，桂花树在我国已有两千五百年的栽培历史，春秋战国时期的《山海经·南山经》记载：招摇之山多桂。早期桂花树稀缺，难以进入寻常百姓家。在历史文化发展的过程中，关于桂花树的神话传说就不断地演进。尤其是唐代小说中"吴刚伐桂"的故事，更在中国民间广泛流传。传说，月中有桂树，高五百丈。汉代河西人吴刚，因学仙时不遵道规，被罚至月中伐桂，但此树随砍随合，总不能被伐倒。千万年过去了，吴刚仍是每日辛勤伐树不止，而那棵神奇的桂花树却依然如故，生机勃勃，每临中秋，馨香四溢。只有中秋这一天，吴刚才能在树下稍事休息，与人间共度团圆佳节。

文化总有相似性，希腊神话中西西弗斯被众神惩罚终身向山上推石，而中国神话中吴刚同样被众神惩罚在月宫中砍树，只不过一个在地下，一个在天上，但都体现了一种不达目的誓不罢休的精神，只是在中国，这种神话的精神从"蟾宫折桂"的唐代一直延伸到了今天。

中药桂花

随着工作环境的改变，我慢慢地知道桂花是一种药食两用的物品。桂花树一身都是宝，以花、果实及根入药。秋季采花，春季采果，四季采根，分别晒干。它的药用价值主要体现在以下几点。

花：味辛，散寒破结，化痰止咳。用于牙痛、咳喘痰多、经闭腹痛等。

果：暖胃，平肝，散寒。用于虚寒胃痛。

根：祛风湿，散寒。用于风湿筋骨疼痛、腰痛、肾虚牙痛等。

桂花的食用价值除用作糕点加工之外，主要用作酿酒、茶和加工桂花露。

桂花与酒的不解之缘已逾千年。春秋时古人做桂花酒，又称"桂浆"。屈子《九歌》中提到"援北斗兮酌桂浆"；孔平仲《谈苑》证实了"桂浆"就是桂花酒："桂浆，殆今之桂花酿酒法"；到了汉代桂酒更成了最高级宴饮用酒，是人们用来敬神祭祖的佳品，祭祀完毕，晚辈向长辈敬用桂花酒，长辈们喝下之后则象征了会延年益寿。

桂花晒干以后还可做茶用,桂花茶可养颜美容、舒缓喉咙、改善多痰、咳嗽症状,对十二指肠溃疡、荨麻疹、胃寒胃疼、口臭、视觉不明等症状也有明显改善。

如果家中有小孩,还可以把桂花加工成桂花露。用一只干净透明的玻璃罐,先倒一层白糖,压实后再铺上洗净沥干的桂花,反复几次,直到一整只罐子里装满了白糖和桂花——半瓶桂花半瓶糖。到了春暖花开的时候,桂花就全溶化在糖水里,桂花和白糖已经不分你我,瓶中呈现一种清醇澄澈、丰腴柔糯的蜜糖色。这就是人们常说的"桂花露",小孩喝了桂花露与大人喝桂花茶有同样的功效。

天色渐渐暗淡下来,窗外依然飘着小雨,这时茶水已经很淡了,我依然像往常那样把叶底摊在洁白的 A4 纸上,浅黄色的桂花洇湿了四周,这时我突然想起唐代王建那一首诗:"中庭地白树栖鸦,冷露无声湿桂花。今夜月明人尽望,不知秋思落谁家。"

我透过窗户看着窗外飘飞的小雨,今夜注定看不到月亮,但终归是湿了桂花,那秋思究竟会落入谁家呢?

本草小验方

材料: 取 7~10 朵桂花,1~2 克红茶。

功效: 舒肝气、散寒气、美白肌肤、健脾暖胃、润肠通便。

用法: 用开水泡开,没有糖尿病的人可根据自己口味添加少许红糖,代茶饮。

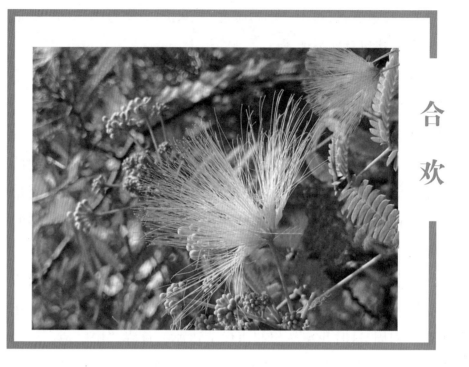

合
欢

　　合欢树在封丘县属于稀有树种。合欢树枝条上有棱角,嫩枝、叶子、花序上都有细小绒毛;叶子有针状的外观,较小,很早就会脱落;花序在枝顶部排成圆锥形状。每年六至九月开花,花朵大多数是粉红色,粉嘟嘟的头状花序形似轻盈柔软的"绒球",也被称为"绒花树"。因为这种树在我们当地方圆几十里内很少见到,所以就显得异常珍贵,而阴差阳错的原因,从小我就把这种树叫成"银花树"。

　　大约在 1976 年,因为那时我们崔庄村人口少,村里的小学只有一年级,二年级就要到邻村周口村上学。周口村学校从小学一年级到初中三年级(即九年级)都有,学校设在以前的一个旧庙址上,是一个四周全部是房,中间只有一小片空地的四合院。在西房二年级教室门口,有一棵几个人都合抱不过来的大"绒花树",树干高耸,树冠浓密,几乎遮盖了小院的西北角,树根高高突出地面。因为是院内唯一一棵大树,所以低处的部分被学生们摸得十分光滑。

我来到周口村上学之初,就被这棵树吸引住了,不仅仅是因为那秀丽、与众不同的树叶,更吸引我的是它毛茸茸的花朵。当时我问同学这是什么树,他说是"绒花树"。因为发音不准,我就听成了是"银花树"。从此,我心里就一直认为这是"银花树"。而我为什么坚认这是"银花树"呢?因为在我上小学之前,母亲时常在我胸前挂一串银制品的铃铛和银质的树叶饰品,每个饰品上都刻有一些漂亮的花朵,与树上开的花朵很相似。当时银饰品很少见到,而我又自以为这种很少见的绒花也像银饰品一样稀有,便想当然地认为,这种树就是"银花树"。

在离开家乡这几十年里,偶尔在一些山区也见到过"绒花树",但我一直认定就是"银花树"。十分巧合的是,在我调到通许县城工作以后,在实验中学大门口西边也长有两棵"绒花树",因为工作需要,每年六七月份都要去学校一两次,每次从树下经过时就会有一种说不出来的亲切感,但我心中还是认定这种树就是"银花树",尤其是自2018年以来,因为街道整修,整个行政路两旁的树木全部被伐掉,但不知什么原因,唯独这两棵树被留了下来。就这样,这两棵"绒花树"就更有鹤立鸡群的感觉,每次从树下经过时,我都情不自禁地仰头望一望那一片红云似的绒花,闻着满树花朵散发出来的清香,在心中默默地说:"多好的'银花树'啊!"

我真正认识到自己的错误是在开封党校学习时,校门口河岸北边也有一棵"绒花树"。我与一个朋友在河边散步时,我明知故问:"老弟,你知道这是什么树吗?"他看了看我,笑着说:"这是合欢树,因为花朵毛茸茸的,也叫'绒花树',在植物学上叫合欢树。"我听后心中一惊,马上变得目瞪口呆。原来,我自以为的"银花树"是叫"绒花树",而且学名是"合欢树"。

在我们边走边聊的过程中,他接着说:"合欢花还是一种药材,《本草纲目》中记载合欢树皮及花均可入药。合欢花有宁神作用,主要是治郁结胸闷、失眠、健忘、眼疾、神经衰弱等。能解郁安神,理气开胃,活络止痛,用于心神不安、忧郁失眠。还能安五脏、和心志、悦颜色,有较好的强身、镇静、安神、美容的作用,也是治疗神经衰弱的佳品,还具有清热解暑、养颜、祛斑、解酒等功效。"

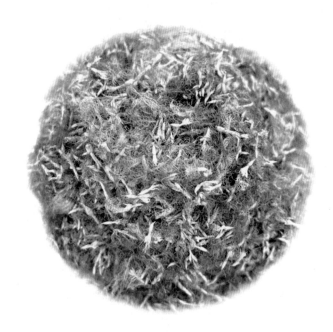

中药合欢花

他看我听得津津有味,看了看我又接着说:"合欢花不仅仅是药材,而且还是药食两用的食品。合欢花熬粥也具有很好的解郁安神的作用。合欢花还是一种美好的象征,而且还有一个十分凄美的传说故事。合欢树最早叫苦情树,也不开花。相传,有个秀才寒窗苦读十年,准备进京赶考。临行时,妻子粉扇指着窗前的那棵苦情树对他说:'夫君此去,必能高中。只是京城乱花迷眼,切莫忘了回家的路!'秀才应诺而去,却从此杳无音信。粉扇在家里盼了又盼,等了又等,青丝变白发,也没等回丈夫的身影。在生命尽头即将到来的时候,粉扇拖着病弱的身体,挣扎着来到那株印证她和丈夫誓言的苦情树前,用生命发下重誓:'如果丈夫变心,从今往后,让这苦情开花,夫为叶,我为花,花不老,一生不同心。'说罢,气绝身亡。第二年,这棵苦情树果真就开了花,粉柔柔的,像一把把小小的扇子挂满了枝头,还带着一股淡淡的香气,只是花期很短,只有一天。而且从那时开始,所有的叶子居然也是随着花开花谢而晨展暮合。人们为了纪念粉扇的痴情,也就把苦情树改名为合欢树了。"

听了这个故事,我觉得,我把"绒花树"当成"银花树"误叫了几十年,已经够冤枉它了,没想到合欢树在欢乐的名誉之下还承受这么多的苦难与沉重。粉扇在秀才离去后,默默等待他的归来,即使年华老去,也不曾放弃,这份坚持和等待都是她宝贵的品质。可见,无论面对什么困难都要有耐心等待,同时也要有坚定的信念去坚持自己的选择和承诺,创造属于自己的奇迹。

本草小验方

材料:合欢花(干品)30克(鲜品50克)、粳米50克、红糖适量。

功效:安神解郁,活血,消痈肿。

用法:将合欢花、粳米、红糖同放入锅内,加水,用文火熬至粥稠即可。

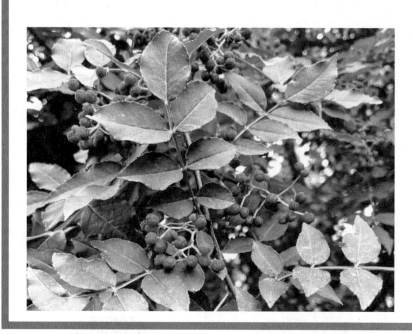

花椒

　　从家常便饭到涮火锅,从卤肉腌肉到做菜煲汤,大江南北的菜肴里,经常能看到花椒的身影。在现代饮食中,花椒是厨房里常见的调味料,作为我国调料"十三香"之首,无论红烧、卤味、小菜、泡菜,还是烹制鸡鸭鱼羊牛等菜肴,均常用到。

　　一天,我照常走在下班路上,突然发现许多熟食店新增了"麻椒鸡"。于是抱着好奇心买回家一只,打开包装后,将烧鸡从肚子中间撕开,鲜香麻辣的味道扑面而来,尝过后发现确实比普通烧鸡更有嚼劲,就连鸡胸肉都滋味满满,让人垂涎三尺,大快朵颐。至此,我才真正感受到花椒对美食的锦上添花。

　　但花椒作为"上可入药房,下可入厨房"的"代表",其药用功

147

效也不少。花椒味辛、性温,功效为温中止痛、杀虫止痒。已知最早的中药学著作《神农本草经》称"花椒"为"蜀椒"。《神农本草经》把蜀椒列在了下品,主邪气咳逆、温中、逐骨节皮肤死肌、寒湿痹痛、下气。

《本草纲目》记载:"椒,纯阳之物,其味辛而麻,其气温以热。入肺散寒,治咳嗽;入脾除湿,治风寒湿痹、水肿泻痢;入右肾补火,治阳衰溲数、足弱、久痢诸证。"

另外黑色的花椒种子,则称之为椒目,具有利水消肿、祛痰平喘的作用。《济生方》记载的"疏凿饮子"就是利用椒目利水消肿的功效。一直到今天,这个方子还是治疗肾炎水肿或肝硬化腹水的名方。

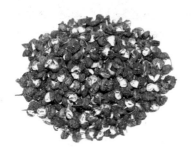 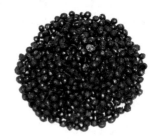

中药花椒　　　　　　　　　　中药椒目

花椒的功效主要体现在以下几个方面。

祛湿散寒。花椒具有止泄泻、温中散寒的功效。花椒泡脚可以帮助祛除体内寒湿之气,起到驱寒的作用。特别是在冬天,用花椒泡脚,对体内寒气、湿气较重者有利于缓解手脚冰凉,对于体质虚寒者可以有效预防感冒,提高免疫力。

缓解牙痛。牙痛时,可将花椒含在口中,或将花椒置于水中煮沸后加入白酒,待完全冷却后,过滤掉花椒备用。当牙痛时取棉签蘸取,咬紧使用,可以起到很好的止痛效果。不过需要注意的是,花椒能够缓解牙痛是因为它具有局部麻醉和止痛的作用,所以只能作为止痛的对症治疗。因此,本方法应在医师或药师的指导下使用。

驱虫。花椒也具有杀虫解毒的功效。将花椒泡水后饮用可以缓解腹部疼痛,并利于将蛔虫驱逐出肠道。需要注意的是,这个方法只是暂时缓解疼痛,彻底治疗还是需要去正规医院进行检查、驱虫。

花椒是地道的中国植物。相传,在一个小镇居住着一对貌美英俊的年轻夫妻。丈夫叫椒儿,是个吃苦而又能干的人;妻子叫花秀,是一个朴素而又贤惠的人。二人过着男耕女织的生活,日子过得十分幸福美满,赢得了乡亲们的一致称赞。

有一年,神农到民间访贫问苦,要求在当地农户家吃饭,地方官员将神农吃饭的事安排在椒儿、花秀小两口家中。但神农提出要吃老百姓平时吃的家常便饭,这可把地方官员给难住了。

于是,地方官员就把椒儿、花秀叫来商议。花秀是个心灵手巧的人,当听到神农要吃家常便饭时,她非常激动,高兴地说:"我做荞麦面摊饼,内卷炒青椒丝,再煮小白菜、红萝卜汤,保准大家吃了满意!"花秀很有把握地转脸对着椒儿说:"你去准备香料,一定让大家吃了还想吃!"

花秀细心地把家常饭煮好后,就叫椒儿端上餐桌,请神农用饭。神农刚入座,一股芳香醇麻的气味就扑鼻而来,接着花秀把卷好青椒丝的荞麦面摊饼双手递给神农,神农接过后舒心地吃了起来。花秀又盛了一碗小白菜、红萝卜汤放到神农面前,又是一股清香味直窜鼻孔。

"这饭煮得好，太好了！"神农边吃边称赞，然后又问，"这是谁煮的？这么香，里面加的是什么香料？"地方官员回答说："这是出自花秀和椒儿夫妻俩之手！"

花秀接着说："饭菜除我们亲手种的荞麦、青辣椒、小白菜和红萝卜外，里面放的香料是我们从镇外一种树上采回晒干磨成细末做的，这是提味的好香料。""什么树？我明日去看一看。"神农对在场的人说。

第二天，天空晴朗，万里无云。神农在地方官员等人的陪同下来到镇子的外边，放眼望去到处生长着枝翠叶茂的"宝树"，空气中弥漫着一股股香气，使人心旷神怡。神农因尝百草而出名，他走到"宝树"跟前，对树做了一番细致地观察，还向在场的老百姓询问了一番"宝树"的情况。他随手摘了一粒红红的果实放进嘴里，醇麻味很快散发开来，向喉咙窜去，他就拿事先准备好的水将果粒冲到肚里，不一会儿感觉到脾胃发热，胃气上冲，他连连点头说："这不仅是个'宝树'，它还是一种能医病的良药啊！"

神农回去的路上与随行的人们谈笑风生，随口说出"宝树"具有"叶青、花黄、果红、膜白、籽黑，禀五行之精"的特点。神农临走时，召来了当地的官员、花秀、椒儿和其他百姓，发布了诏书："把有特殊香味的'宝树'用花秀和椒儿夫妻名字的第一个字'花'和'椒'，命名为'花椒'，以后代代相传，为民造福。"——花椒由此得名。

花椒，能做菜，可药用，有深意，人亦当如此。只有好好打磨实力、拓展能力，才能不断提升自身的价值，不放过任何成长的机会，才能为生命创造价值，把自己活成一束光。

本草小验方

材料：花椒、陈醋适量。

功效：消炎止痛，缓解牙痛。

用法：将花椒 6 克，陈醋 100 毫升，加水煎煮，再去掉花椒，含漱。

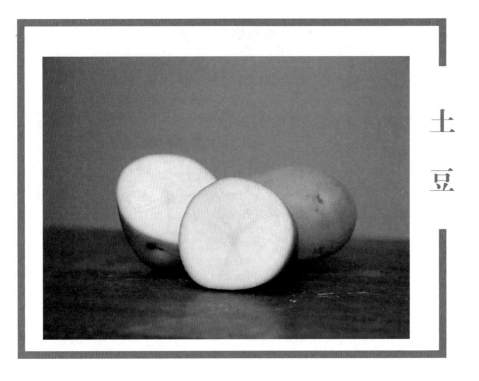

土豆

土豆是一年生草本植物，是我们餐桌上最常见的药食两用的食物。其生命力极强，在全国各地都有种植，因其块茎的形状类似马铃铛，又被称作"马铃薯"。

土豆的营养成分丰富而齐全，其丰富的维生素 C（即抗坏血酸）含量远远超过其他粮食作物，其较高的蛋白质、糖类含量又大大超过一般蔬菜。土豆不仅营养齐全，而且结构合理，尤其是蛋白质分子结构与人体的基本一致，极易被人体吸收利用，其吸收利用率几乎高达 100%。有营养学家研究指出，"每餐只吃土豆和全脂牛奶就可获得人体所需要的全部营养元素"，可以说，"土豆是接近全价的营养食物"。

不仅如此,土豆块茎还含有多种维生素和无机盐。维生素可防止坏血病,刺激造血机能;而无机盐又是对人的健康和幼儿发育成长不可缺少的元素,且有利于保护心脑血管,促进全身健康。

土豆含有丰富的 B 族维生素和优质纤维素,这在延缓人体衰老过程中有重要作用。土豆富含的膳食纤维、蔗糖有助于防治消化道癌症和控制血液中胆固醇的含量。土豆中富含钾,钾在人体中主要分布在细胞内,维持着细胞内的渗透压,参与能量代谢过程,经常吃土豆可预防动脉粥样硬化。因此,普遍认为每天吃一个土豆能大大减少中风的危险。

日常生活中土豆有很好的食用价值,那么如何将土豆变成赞不绝口的美味呢?

先说说如何巧去土豆皮。当年出产的新土豆皮较薄且软,用刀削或刮皮,既费时,又会将土豆肉一起削去。一种较简便的方法就是将土豆放入一个棉布袋中扎紧口,像洗衣服一样用手揉搓,就很简单地将土豆皮去净,最后用刀剔去有污点的地方即可。

这种方法有利于保留土豆皮中较丰富的营养物质。土豆去皮以后,如果一时不用,放入冷水中,再向水中滴几滴白醋,可以使土豆保持不变色。

接下来介绍两种土豆常用的吃法。

蒸土豆:把土豆洗干净,根据个头大小,或劈开,或完整的放在蒸笼上,蒸熟即可。

炒土豆丝:把土豆洗净去皮,用刀切成片,然后改刀成丝,越细越好。当然,这要看自己的刀工了。把土豆丝放在凉水中冲一下,去除一部分淀粉,然后放入开水锅中,这时候要把火力调到最大。当水再次冒出小小的气泡时,立即关火,这样才能做到土豆丝脆而不闷。接着把土豆丝捞入盆中,然后放入适量的食盐、白醋、香油,再加入青葱段,或者切碎的蒜苗即可。

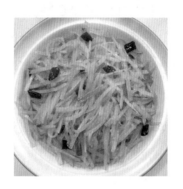

家常版炒土豆丝

这两种吃法都简单易行,而且又十分实用。值得注意的是,家里的土豆一定要做到心中有数,稍不留神,土豆就会发青或发芽。这时候的土豆就不能再食用了,因为发芽的土豆会产生龙葵素,会引起食物中毒。但发芽的土豆如果在春节后埋在土里,只要稍淋一些水,不久之后,一盆郁郁葱葱的绿植就会展现出来。当然,如果能够细心施肥浇水的话,到六月还能收获一堆小小的土豆。

土豆不仅有充饥的食用价值,而且有很好的药用价值。

我国古籍《本草纲目》中记载了土豆可以治疗病后脾胃虚寒,气短乏力。《本草纲目拾遗》记载土豆:"功能稀痘,小儿熟食,大解痘毒。"但多食令人腹胀,土豆发芽者,食之可引起中毒。

性味:性平,味甘。

归经:胃、大肠经。

功效:益气,健脾,和胃,解毒,消肿,消炎等。

主治:脾虚泄泻,消化不良,食欲不振。亦可用于辅助治疗胃痛、腰痛、湿疹、便秘等症。

常言道:"马铃薯再打扮也是土豆。"马铃薯和土豆实际上是同一种植物的不同叫法,其含义是指一个人的内在品质和修养比外在的容貌更加重要,也强调了内涵和修养对于一个人的整体价值的重要性。即使一个人通过化妆和打扮来改变自己的外观,也无法改变他们内心的本质。因此,真正的美丽在于一个人的内心世界,而不是美丽的外表。这句话也提醒我们,不要过分注重外表的美丽,而是应该培养和提升自己的内在素质和修养。

"根生沃土布衣家,碧绿罗裙绚紫花。沐雨临风秋日至,多多硕果若参娃。"不管是土豆还是马铃薯,只要深耕沃土,心系天下,不忘本心就好。

◆ 本草小验方 ◆

材料:鲜土豆适量。

功效:利湿消肿,治皮肤湿疹。

用法:土豆洗净去皮,捣碎如泥敷于患处。

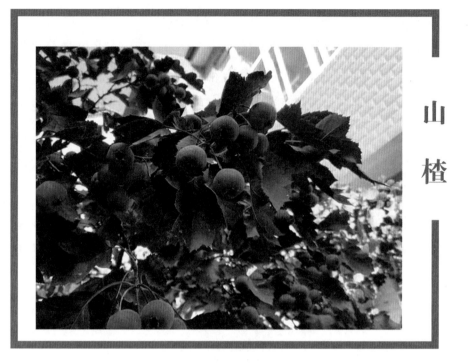

山楂

　　山楂是中国特有的药果兼用树种,在国内分布十分广泛,喜欢湿润的环境,既耐寒又耐高温,是一种生命力特别顽强的树种。

　　山楂作为观赏树已被引入校园。因为工作的原因,我经常在深秋看到校园中结果累累、紫中透红的山楂,压弯了枝条经久不落,场面十分美丽壮观。同时我又深深感受到"仓廪实而知礼节"的重要性,也看到了文明和文化传播的力量。

　　山楂的名字是怎么来的呢?据说,山楂名字的由来有一段凄美的爱情故事。

　　从前山脚下有位姑娘叫茶花。她美丽多情,爱上了一位名叫山石的小伙。两人同住一山下,共饮一溪水,在共同的劳作中结下了深情厚谊。不幸的是,茶花被当地官员作为选出的美人要送入皇宫。茶花不从,官府来人抢走了她,并要强制把她送入宫中。茶花宁死不从,告诉官员说要为母亲守孝一百天。官员无奈只好找一幽静院落让其独居。茶花被抢走以后,山石追至南山,日夜伫立山巅守望,日久竟化为一棵小树。茶花逃离出来之后寻找到山石化身的小树,悲痛欲绝,扑上去泪下如雨。悲伤的茶花也幻化为树,两树合在一起并结出鲜亮的小红果。官员闻讯命人砍树,但这棵树却怎么也砍不死。人们为了纪念这一段凄美的爱情故事,就把这种树上结出的红果称为"山楂",以此表达对他们的敬佩之情。

如今"山楂"已经成为家喻户晓的美食,用山楂做的冰糖葫芦在我小的时候就叫"山里红"。那时候,在平常的日子里是没有人卖"山里红"的,只有在春节前一二十天的时间内,在街上才会出现走街串巷的小商贩,肩扛一根木棍,木棍另一端绑上厚厚的一层稻草,稻草上插满了一根根的"山里红",很远的距离就能听到小商贩的吆喝声:"谁要山里红?山里红是糖粘的……"远远就能看到晶莹的糖膜里映出红宝石样的鲜果,葫芦状的图案造型。因为怕酸,所以从小我就没有吃过"山里红",但是听到吆喝声,看到"山里红",总能感觉到嘴里会涌出酸酸的感觉。

山楂是一种药食同源的植物。它的药用价值主要体现在以下几点。

性味:味酸、甘,性微温,气平,无毒。

归经:入脾、胃、肝经。

功效:消食积,散瘀血,驱绦虫。

主治:肉食积滞,胃脘胀满,心腹刺痛,疝气,产后儿枕痛,恶露不尽,小儿乳食停滞,高脂血症。

适宜人群:凡伤食后引起的腹满饱胀,尤其是肉类食积不化、上腹疼痛者,食之最为适宜;适宜中老年心脏衰弱、高血压、冠心病、心绞痛、高脂血症、阵发性心动过速及各种癌症患者食用;此外,还适宜肥胖症、病毒性肝炎、脂肪肝、急慢性肾炎、绦虫病患者、肠道感染者食用。

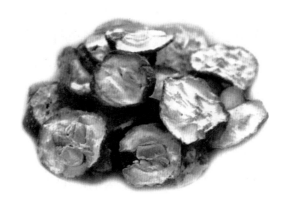

中药山楂

说到"冰糖葫芦"的药性由来,还有这样一段故事。南宋绍熙年间,宋光宗最宠爱的妃子病了,面黄肌瘦,不思饮食,身体衰弱,太医用了许多贵重药品,都不见效。于是,宋光宗张榜招医。一位江湖郎中揭榜进宫,为贵妃诊脉后说:"只要将山楂与红糖煎熬,每饭前吃 5～10 枚,半月后病准能见好。"贵妃按此法食用后,果然不久病就痊愈了。后来,这种酸脆香甜的蘸糖山楂传入民间,就成了"冰糖葫芦"。如今,冰糖葫芦在全国各地都已盛行,成为大众十分喜爱的零食了。

山楂除了我们经常看到的冰糖葫芦之外,还可以制成山楂饼、山楂糕、山楂片、山楂条、山楂卷、山楂酱、山楂汁、山楂罐头、山楂茶等。

其实,山楂干泡水是一种非常好的养生方式。将适量山楂干放入杯中,倒入热水,浸泡5～10分钟,即可享用,不仅口感酸甜可口,而且具有降低血脂、促进消化、增进食欲、缓解疲劳、提高机体的免疫力、保护心脏、扩张血管、维持血压稳定、清热解毒等多种保健功效。

山楂干泡水虽好,但脾胃虚寒者、低血压者、儿童慎用,孕妇忌用。

养生其实很简单,这些利民之物,都是日常所见,简单实用,价格低廉,只是需要我们好好留心自己身边食物的药性而已。

现在我才知道,山楂按照其口味分为酸、甜两个品种,山楂的酸只是我凭空想象的,甜山楂根本就不酸。很多事情亦是如此,在人生的道路上,我们也需要亲自去体验、去感受、去领悟。无论是面对学习中的挑战,还是处理人际关系的复杂,只有当我们真正经历过、体会过,才能形成自己的判断和结论。这样的结论,不仅更加真实可靠,而且能够让我们在人生的道路上更加坚定和自信。

◆ 本草小验方 ◆

材料:山楂5～7枚。

功效:降低血脂,适用于高血脂患者。

用法:每日食用,或山楂干加糖适量,泡水当茶饮用。

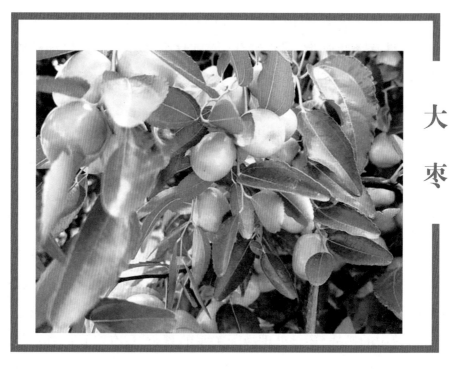

大枣

　　枣原产于中国。1978 年,考古人员在河南裴李岗遗址发现了碳化的枣核化石,这说明早在七八千年前,黄河流域的先民就开始采集野生枣。枣在《诗经》亦有记载:"八月剥枣,十月获稻;为此春酒,以介眉寿。"

　　春秋时期人们就开始把枣用于菜肴制作了,唐代以后由于枣树具有耐旱、耐涝的特性,老百姓认为枣和米、面同等重要,灾年可以用于活命。从此,枣多了一个"铁杆庄稼"的俗称。明代大医家李时珍也称赞枣:"熟则可食,干则可脯,丰俭可以济时,疾苦可以备药,辅助粒食,以养民生。"

　　在科学还不发达的年代,人们对于未知的事物总会赋予神秘色彩,枣也不例外。

传说,枣原本是天界仙果。因大禹治水有功,王母娘娘派遣身边的金童玉女持两颗仙枣来到人间,准备作为礼物赏赐给治水有功的大禹。途中金童玉女没有经得住美味的诱惑,便把两颗仙枣给吃了。后来这件事被王母娘娘知道了,要重重地惩罚金童玉女,后因观世音菩萨求情才免了二仙重罪,但作为惩罚,王母娘娘把金童玉女变作两个枣核打下人间。

这两颗枣核落入了黄河两岸,经过黄河的滋养,仙界之物开始在人间繁衍开来。后来王母娘娘下凡巡视,看到枝头明亮、娇艳欲滴的枣儿,禁不得用手去摘,不小心被上面的刺扎破了手。鲜血滴在枣上后,枣由之前的青白色变成了红色。王母娘娘的血蕴含仙精,红枣便有了治病、养生保健、驻颜长寿的功效。

传说归传说,但我却是从小就伴随着枣树一起长大的。在当时还不富裕的农村,几乎家家户户都种有枣树。一般院子内都是盛果期的枣树,荒庄地头都栽种一些小枣树。从入夏之后,枣树一旦挂果,像花生米那样大的时候就开始摘着吃,不过这时候的枣"糠"的很,没有一丝甜味,一直到了阴历七月十五的时候,部分枣头部挂红,才逐渐开始有一丝丝甜味。在此之后的一个月内,直到阴历八月十五,枣才彻底成熟,那时候满枣树上都是红彤彤的小灯笼一般。

"七月十五枣钻圈,八月十五枣落杆"。八月十五枣之所以被打下来,是因为中秋节要走亲戚,可以把枣送给家中没有枣的亲戚朋友。但大部分枣还是留在树上,等到种上小麦之后,彻底农闲时才会把枣打下来。

进入八月十五之后,如果遇到连阴天,部分已经熟透的枣,一是遭遇麻雀的啄食,二是一旦成熟得过头就会裂开,慢慢地从外向里烂透,就会形成所谓的"酱爆枣"了,如果从树上掉下来,就会成为一摊烂泥一样。一旦遇到晴天,人们就会马上把所有的枣打下来。除极少部分整颗枣囫囵的晾晒,大部分枣都会被切成片,这样更容易晒干。这些晒干的枣片就会成为整个冬天米汤锅中的稀有珍品,尤其是到了腊八那一天,必定是腊八粥的主角。

随着生活条件的改善,枣也就成了寻常之物。而我随着知识的增加,也了解到了枣的食用价值。

红枣富含蛋白质、脂肪、糖类、胡萝卜素、B族维生素、维生素C、维生素PP,以及钙、磷、铁和环磷酸腺苷等营养成分。其中维生素C的含量在果品中名列前茅,有"维生素王"之美称,更有"天然维生素丸"的美誉。

红枣养生,最简单的就是红枣泡水。红枣可以养肝排毒,但红枣的一个冲泡细节决定着它功效的高低。红枣皮坚韧不好消化,如果整颗冲泡,很难将其有效成分完全溶出,因此,最好将其掰开再冲泡。但还要注意的是,新鲜的红枣不宜冲泡或煎煮。这是因为它的维生素C含量非常高,且用热水煮泡会严重破坏该营养成分。

枣还具有养颜美容的功效。大枣中含有大量的环磷酸腺苷,能调节人体的新陈代谢,使新细胞迅速产生,死亡细胞迅速排除,并能增强骨髓造血功能,增加血液中的红细胞含量,使皮肤光滑细腻,有光泽,有弹性。红枣中的维生素C能促进细胞再生,维生素PP能增强细胞的抗衰老功能,吃红枣能有效抗衰老。

民间有"一日食仨枣,百岁不显老""要使皮肤好,粥里加红枣"之说。取红枣、粳米同煮成粥,早晚温热食服,对美容皮肤大有益处。究其原因是红枣中大量的 B 族维生素,可促进皮下血液循环,使皮肤和毛发光润,面部皱纹平整,皮肤更加健美。

红枣虽好,但也有一定的禁忌,如不可与退烧药同服。因为退烧药内含有的某种特殊物质,易与含糖量高的食物形成不溶性的复合体,不利于人体的吸收,从而大大降低退烧药的药效,而大枣正是含糖量比较高的食物,所以在服用退烧药的时候,千万不要再吃枣了。同时,下腹部胀满、大便秘结者也不宜食用。如果平时喜咳痰,胸中常常感到满胀,并且容易疲乏,胃中常胀满,食欲不振,那么多食大枣以后,原先的症状容易加重,出现寒热口渴、胃胀等不良反应。这是因为大枣味甘,性温,容易生痰生湿。

大枣不仅仅有很好的营养价值,还有很不错的药用价值。它的药用价值如下。

《本草新编》记载:"通九窍,和百药,养肺胃,益气,润心肺,生津,助诸经,补五脏。惟中满及热疾忌食,齿疼并风疾禁尝。乃调和之品,非补益之味。《本经》曰其补者,亦因其调和之故也。"

性味:味甘,性温。

归经:归脾、胃、心经。

功效:补中益气,养血安神。

主治:脾虚证——本品甘温,归脾、胃经,能补脾益气,适用于脾气虚弱之消瘦、倦怠乏力、食少便溏等症,可与黄芪、党参、白术等补脾益气药配伍。失眠证、脏躁——本品能养心血,安心神,治心阴不足、肝气失和之妇人脏躁,症见精神恍惚,无故悲伤欲绝,心中烦乱。

同时,在岁时节庆里,枣的身影也长伴始终。端午节有红枣粽子,中秋节有枣泥月饼,冬月里北方人家吃的枣馍馍,还有腊八节熬粥也少不了红枣，互调春节时的黄米红枣年糕，除夕夜时，全家围坐守岁，果盘里也总少不了红枣，象征着春日早来，幸福吉祥。

不仅如此，大枣还是文人墨客向往美好生活的载体。枣花初开时，小枣树繁花细碎，风起时如落飞雪。苏轼说："簌簌衣巾落枣花。"八月间枣子成熟，红彤彤的果子挂满了林枝。清代王庆云的《盐山竹枝词》，将打枣的场景写入诗中："春风已过又秋分，打枣声宣隔陇闻。三两人家十万树，田头屋脊晒云红。"不仅写出了收获大枣的景象，极具画面感和喜庆感，也寄托着人们对生活像大枣一样酸甜可口、红红火火的美好愿望。

"家乡那棵红枣树，伴着我曾住过的老屋。有多少童年的往事，记着我曾走过的路。"又是一年春节时，枣花馒头香万里，"红枣树，家乡的红枣树，随着那磋跎的岁月，你是否依然花香如故，随着那磋跎的岁月，你是否依然花香如故"。

❖ 本草小验方 ❖

材料:红枣适量,加水煎汁。

功效:有补脾、养血、安神作用,可加快入睡,防治失眠。

用法:晚饭后用红枣加水煎汁服用,或与百合煮粥,临睡前喝汤吃枣。

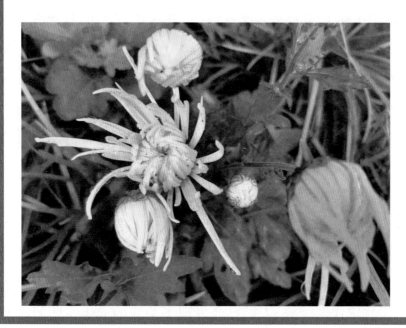

菊花

菊花在我国的栽培历史已有三千多年，到宋代时已达一百三十一个品种。菊花与历史文化名城开封有着剪不断、理还乱的关系，1983年，开封市把菊花确立为自己的市花，至今已举办四十届菊花花会。

我认识菊花还是1987年在封丘县读高中的时候。那年秋冬之际，我和几位同学去学校的职工家属院办事，在物理老师家的窗前看到一株怒放的鲜花。当时那花就像雕刻出来的一样，棱角分明，傲雪而立，映衬在一片萧瑟的雪景中，给人眼前一亮的感觉。当时我们几个都不知道花的名字，还是其中一位同学去问过物理老师才知道叫菊花。至此，菊花靓丽的形象就一直印刻在我的脑海中。

目前全世界菊花品种总数为三万个左右,我国现有三千多个菊花品种。菊花的品种变异之奇特、变异类型之多样、品种数量之众多是栽培植物之最。但是中国相对最著名的菊花品种只有四个:贡菊、杭菊、亳菊、滁菊,它们的适应性都很强,且都具有药食两用的价值。

其实,除了杭白菊经常做茶饮之外,其他三个品种的药用价值更高些。

菊花是传统的常用中药材,味甘苦,性微寒,归肺、肝经,具有降血压、明目、提神等功效。据汉代《神农本草经》记载:"菊花久服能轻身延年。"其有疏风、平肝之功,嗅之,对感冒、头痛有辅助治疗作用。宋代诗人苏辙曾夸赞:"南阳白菊有奇功,潭上居人多老翁。"可见在宋代的时候,人们已经发现了菊花的养生价值。除此之外,菊花在其他方面仍有大用处。

降血压:菊花具有降血压、扩张冠状动脉和抑菌的作用,长期饮用能增加人体钙质,调节心肌功能,降低胆固醇,适合中老年人和预防流行性结膜炎时饮用。

明目:菊花除了涂抹眼睛可消除浮肿之外,平常可以泡一杯菊花茶消除视疲劳。如果每天喝三四杯菊花茶,对恢复视力也有一定的作用。

提神:菊花是一种神经强壮剂,能增强毛细血管的抵抗力,可延缓衰老,增强体力。菊花有良好的镇静作用,经常食用能使人肢体轻松,醒脑提神。

清热解火:菊花是降火良药,适量饮用菊花茶能达到清热解火、消暑的作用。

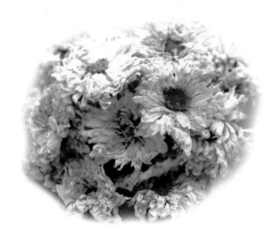

中药菊花

古往今来,世人偏爱菊花,赏菊、食菊、咏菊之风,绵延数千年。菊花成了"诗酒茶"中的主角,亦成了高人隐士的精神向往。

《西京杂记》记载:"菊花舒时,并采茎叶,杂黍米酿之,至来年九月九日始熟,就饮焉,故谓之菊花酒。"当时帝宫后妃,高官达人皆称之为"长寿酒",把它当作滋补药品,相互馈赠,也有人把它变成得道升仙的良方。

悠久的菊花历史,不仅仅承载着外在的生物价值,更承载着内在的文化价值;不仅仅有"冲天香陈透长安,满城尽带黄金甲"的豪气,也有文人之间看不见的争强斗胜。

在宋代,王安石与苏轼都是才子,都有傲气,有关他们对待菊花的认知更显得两人的傲气不同。

苏轼在福州任职期满后,赴京等候新的任命。有一天去丞相府拜见王安石,当时王安石恰好不在。苏轼在书房等王安石时,发现桌上有一首王安石写的《咏菊》诗,诗中有一句:"西风昨夜过园

167

林,吹落黄花满地金"。苏轼在文学上一向颇为自信,他禁不住暗笑当朝王大宰相连最基本的常识都不懂,桃花、杏花会被风吹落满地,而菊花盛开在秋天,花瓣只会枯干不会飘落。

苏轼不但自信,而且胆子也很大,他就在王安石的诗下题了一句:"秋花不比春花落,说与诗人仔细吟。"在古代,这一句话就是对上级极大的讽刺。

王安石回到书房后苏轼已经离去,但看到苏轼题在自己诗后的这句诗,他眉头紧锁,对苏轼的自负暗自不满,心想:"你这种自以为是的性格,早晚会吃大亏。"他想让苏轼自己弄明白自己的孤陋寡闻,就在心中萌发出了一个整苏轼的主意。

后来通过王安石的安排,在多种因素的综合下,苏轼被贬为黄州团练副使,在黄州住了将近一年。

重阳节后的一天,忽然刮起了大风。风停后,苏轼邀请他的好友陈季常到园中来赏菊。当两人来到后院,但见风后的菊花纷纷落地,满地铺金。这时苏轼才想起王安石的诗句"西风昨夜过园林,吹落黄花满地金",才觉得此诗是如此的传神,又想起自己留在王安石处的那句诗,终于意识到自己的锋芒毕露和王安石的不露声色。

我不知道苏轼当时心中到底想的是什么,但这则故事告诉我们,为人处世要低调和自谦。年年岁岁花相似,岁岁年年人不同。看得见的菊花,看不见的宋代。远去的过眼云烟,都已成为我们记忆的一部分。菊花以其不争春色的谦逊姿态和独有的坚韧与静谧,默默地在深秋中绽放。为人处事,亦当如此。在纷繁复杂的世界中,保持一颗平静的心,不张扬、不炫耀,用实际行动去证明自己的价值,才能像菊花一样,绽放出独特而持久的光彩。

本草小验方

材料:菊花(以甘菊为佳,每次使用约3克)。

功效:平肝明目,清热解毒。尤其适合高血压、动脉硬化患者饮用。

用法:将菊花放入茶杯中,加入热水冲泡,可加入金银花、甘草等一同煎代茶饮用。

注意:体质虚寒、孕妇、哺乳期妇女、低血压患者、过敏体质者及空腹时应避免饮用。

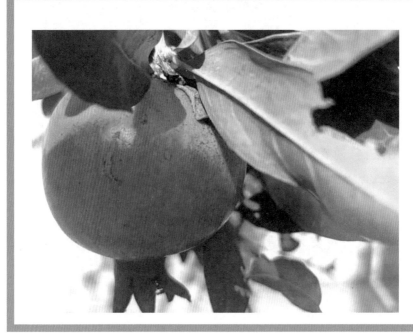

石榴

　　石榴,是黄河两岸最常见的果树之一,生命力极强。初春,暗红色的芽苞初露,接着呈现碧绿的青叶,五月花红似火,八月果挂枝头。而中国人向来喜欢红色,满枝的石榴花,象征着繁荣、美好、红红火火的日子。所以,很多人都会在自己的院子内栽种一两棵石榴树,不止美化庭园,还祈愿着生活的美好。

　　"五月榴花红似火"。阴历五月是石榴花开最鲜艳的季节,故五月雅称"榴月"。记得上大学时,有一次同学在闲聊的时候说起了年龄大小,先是比出生年份,如果年份一样就要比月份。其中一个同学说自己出生在石榴花开的"榴月",我却误以为是"六月"。当别人解释过后,我忽地觉得有些尴尬。不仅仅如此,同学又接着说:"石榴花红到什么样的程度呢？游蜂错认枝头火,忙驾熏风过短墙。"听到这些,我更觉得自己孤陋寡闻。虽生在农村,经常看到火红的石榴花,但具体石榴是什么月份开花,我还真的说不清楚。那次聊天,我才知道历史赋予了石榴很多文化含义,不仅仅是五月又称"榴月",更还有以"榴实登科"代表"金榜题名"的吉祥寓意,即在宋代,用裂开的石榴的内部种子的数量,预知科考上榜人数。久而久之,石榴又被渴望一展仕途的文人们赋予了更多的梦想与希望。

"八月石榴万盏灯"。阴历八月本身是丰收的季节,而八月十五又是一个万家团圆的日子。古人称石榴"千房同膜,千子如一",寓意团结和谐。在这样一个庆丰收、话团圆的月份,自然要走亲访友。当时的中秋节走亲访友除了月饼这个主角之外,还要配一些当季的水果,自然少不了梨、柿子、石榴之类。在中国人心中,石榴是传统意义上的吉祥果。古人将石榴视为多子多福、子孙满堂、团结和睦、家族兴旺的象征;而榴皮呈朱砂色,可以去除邪祟,趋吉纳祥。说实在的,小时候很少吃到像如今这样籽粒饱满、鲜艳欲滴的成熟石榴,记忆中的石榴只是走亲访友的一种道具而已。

随着年龄的增长,才知道家家户户栽的石榴树原来竟是"舶来品"。

据说,公元前119年,张骞出使西域,来到安石国。当时,安石国正值大旱,赤地千里,庄稼枯黄,连御花园中的石榴树也奄奄一息。于是,张骞便把汉代兴修水利的经验告诉了他们,并亲自帮他们修渠引水。经过艰苦的努力,大家终于战胜了自然灾害,也救活了那棵石榴树。那一年石榴花开的特别红,果实结得也特别大。

张骞回国的时候,安石国王送给他许多金银珠宝,他都拒绝了,而他却想起御花园里的那棵石榴树,便说:"我们中原什么都有,就是没有石榴树,我想带一些石榴种子回国,也好做个纪念。"安石国国王答应了张骞的要求。从此,中原就有了石榴树,人们从那时起才吃到了美味的石榴。

而石榴也在进化的过程中慢慢演变成药食同源的食物之一。石榴,自古就是一味良药。其药用部位主要有根、果皮及花等。

从中医的角度看,石榴性温,味甘酸涩,入肺、肾、大肠经。

石榴皮:味酸、涩,性温,归大肠经,有涩肠、止血、驱虫等功效,可治腹泻、痢疾、虫积腹痛等症。

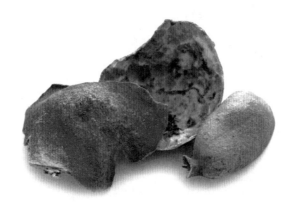

中药石榴皮

石榴花:性平,味酸、涩,可凉血止血,主治吐血、中耳炎等。

石榴根:性温,味苦、涩,有杀虫、涩肠、止带、收敛等功能。

而从营养学的角度看,石榴具有丰富的营养价值。其营养价值主要体现在:果粒酸甜可口多汁,营养价值高,富含丰富的水果糖类、优质蛋白质、易吸收脂肪等,可补充人体能量和热量,但不增加身体负担。果实中含有维生素 C、B 族维生素、糖类、蛋白质、脂肪及钙、磷、钾等矿物质,能够补充人体所缺失的微量元素和营养成分。它还富含各种酸类,包括有机酸、叶酸等,对人体有保健功效。

石榴作为一种美食,儿童食用的时候还是要多注意一些——每个孩子对某些食物都有可能会存在不耐受。所以有些孩子可能对石榴存在过敏或不耐受的表现,如食用后出现口唇红肿、全身皮疹、呕吐、腹泻等表现。这就说明其对石榴不能耐受,尽量避免食用。而且让婴幼儿直接吃石榴籽还有一定风险,可能会引起窒息等问题,所以最好有大人看护进食。

五月榴花红似火,八月石榴万盏灯。火红的五月红预示着生命的旺盛,八月的灯则更多的是人们对未来生活的希望。在石榴的璀璨红色之下,我们领略到了药食两用的奇妙魅力与文化底蕴的深厚。石榴既能滋养我们的身体,带来健康的福祉,又能以其独特的文化符号,承载着人们对美好生活的向往与追求。在品尝石榴的甜美之时,我们也在品味着中华民族悠久的历史与文化。愿石榴的美好永远伴随着我们的生活,带给我们无尽的喜悦与希望。

本草小验方

材料:石榴若干。

功效:解酒,用于饮酒过量。

用法:取籽食用。

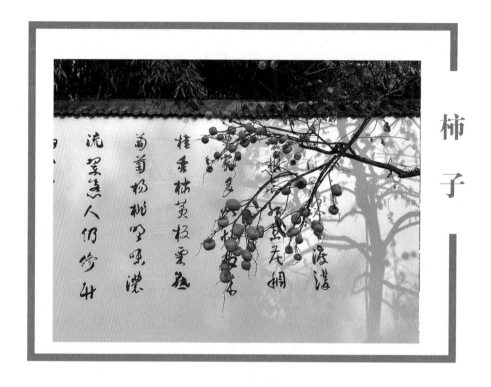

柿子

柿子在我国已有三千多年的栽培历史,适应性很强,新栽五年后开始挂果,十年后进入盛果期,结果树龄在百年以上。

柿子树在封丘县老家并不常见,估计是因为柿子结果成熟周期太长,而其他果品在阴历八月十五之前都全部成熟了,而柿子到十月才能成熟。小时候我几乎没有见过熟透的柿子,那时候走亲戚篮子中装的水果偶尔也见到淡黄色的柿子,但口感生硬微涩,很不好吃。一直到现在,市面上这种鲜红透亮、软中透甜的柿子,我也没有吃过。

那时候,到了春节,偶尔也能见到柿子的加工品——柿饼。风干后的柿饼软中粘牙,而且柿饼表面透着一层白霜,而今才知道那是果肉干燥时随水分蒸发而渗出的葡萄糖和果糖等的凝结物,即柿霜。柿霜性凉、味甘,有清热生津、润肺止咳的功效,常用于热病伤阴的咳嗽、咽干、咽痛、咯血、声音嘶哑等。外用时,撒在患处也能治口腔溃疡等。

我对柿子有进一步了解,是在有一年秋冬之际去王屋山。当时山路两旁树木落叶殆尽,临路的小河内清清的溪水,更衬托出秋的凄美。入山之后,不时会出现一棵棵高大的柿子树,虽然山民们已摘去了大部分的柿子,但在树的最高处和枝杈的顶端还依稀挂着一些零星的鲜红柿子,在湛蓝的天空里,在空旷的山谷中,一颗颗鲜红的柿子就成了一幅最美的山景图。让我忽然想起宋代范成大的诗:"清霜染柿叶,荒园有佳趣。留连伴岁晚,莫作流红去。"

柿子不仅是美味的水果,还有较高的药用和保健价值,含有大量的糖类、果胶及多种维生素,被誉为"果中圣品"。柿子性寒,味甘微涩,入肺、脾、胃、大肠经,《本草纲目》记载:"柿乃脾、肺、血分之果也。其味甘而气平,性涩而能收,故有健脾涩肠,治嗽止血之功。"现代研究发现,柿子含有丰富的膳食纤维,这有助于促进肠道蠕动,从而帮助缓解便秘。更为独特的是,国内外的研究证实,柿果维生素 C 含量是苹果的十几倍,食用柿果比食用苹果对心脏更为有益。另外,柿果多酚类物质是优良的抗氧化剂,可有效预防动脉粥样硬化、心脑血管疾病等。

南朝医家陶弘景在《名医别录》里面提到:"柿果性味甘涩,微寒,无毒。有清热润肺化痰止咳之功效,主治咳嗽、热渴、吐血和口疮。"明代医家李时珍在《本草纲目》中说道:"柿乃脾肺血分之果也,其味甘而气平,性涩而能收,故有健脾、涩肠、治嗽、止血之功。"

中医研究认为,柿子有三宝,柿蒂、柿霜、柿叶均可入药,三者在治病上各有奇效。

柿蒂:柿子的干燥宿萼,性苦、平,归胃经,因其苦能降泄,平而不偏,专入胃经,善降上逆之胃气而止呃。

柿霜:制成柿饼时外表所生成的白色粉霜,性甘、平、涩,归心、肺、胃经,具有润肺止咳,生津利咽,止血之功效,李时珍称其"乃柿中精液,入肺病上焦药尤佳",用于肺热燥咳,咽干喉痛,口舌生疮,吐血,咯血,消渴。

柿叶:柿子的叶子,性苦、寒,归肺经,具有止咳定喘,生津止渴,活血止血的功效。现代研究表明,柿叶有降压、利水、止血的作用。用柿叶代茶饮,可以降低血压,增加冠状动脉血流量,镇咳化痰。

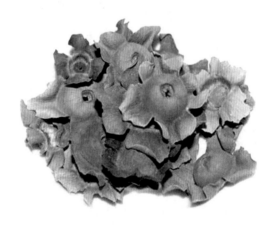

中药柿蒂

柿子虽美味,但食用时要注意,不可空腹吃。因为柿子中含有大量的鞣酸和果胶,空腹状态下它们易在胃酸的作用下变成大小不等的胃石。亦不可与含有大量蛋白质的水产品(如蟹)同食,因为蛋白质在鞣酸的作用下也容易形成胃石。另外,柿子含糖较高,糖尿病患者不建议食用。

　　柿子,不仅滋味甜美,还以其多元价值,为我们揭示了生活的智慧。即使在我们看似不重要的部分,也可能隐藏着宝贵的资源。在学习中,不要忽视任何一门学科或技能,因为每一门知识都可能成为你未来成功的关键。要全面发展自己,不断探索和尝试新领域,让自己的"叶子"和"树皮"也发挥出其独特的价值。

◆ **本草小验方** ◆

　　材料:柿树叶,干品 15 克,鲜品 30 克。

　　功效:清热平喘,生津止渴,润肠通便,用于肺热咳喘、口干舌燥、大便秘结。

　　用法:煮水,代茶饮。

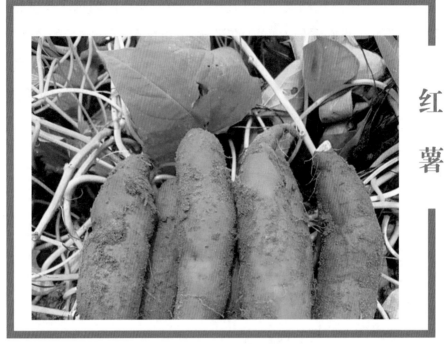

红薯

红薯原产地在南美洲,在明代中期引入中国。据说引进过程充满了千难万险。一种说法是放在铜鼓中运回中国的,另一种说法是把薯藤绞于绳中外抹污泥运回中国的,不管怎样说,都证明红薯在那个时代属于稀有物种。

在我上小学的时候,从村头出发到上学的路上,路两边成片成片的都是红薯地,尤其是我们村属于沙土地,更适合红薯的成长。那时常说"一棵红薯,一把灰,红薯结成一大堆。"到了晚秋的时候,红薯成熟时,明显能看到红薯秧的根部会裂开隆起,有的红薯上面部分会长出地面。那时候放学后,我们都会拎起草篮子去田野里割草,割过草以后回家喂猪、喂羊。当我们去割草时,都会找一个相对偏僻而又有树的地方,挖一个小型的地窖,在地窖的下面开始燃烧大量的干树枝,等周围的窑皮烧干、烧红之后,再把挖来的红薯放到炭火之中,把周边烧干的土全部封到红薯上,然后再去割草。等把草篮子装满之后再回来扒开还有些滚烫的土,这时候香喷喷的烤红薯就成了一种美味。其实,与其说是一种美味,不如说它更多的是童年时期一种情绪表达与怀念。

那时候出红薯一般是在霜降之前,因为一旦下霜,红薯叶就会变黑,如果再经过太阳一晒,就会变焦。如果在霜降之前收割红薯秧,绿油油的红薯秧就会成为猪、羊的一种优质饲料。

在当时,等把全部的红薯秧拉回家之后,空旷的田野里清晰地露出一幅横平竖直的红薯分布图。开始出红薯的时候,一"抓钩"下去,每颗红薯秧根下面都会挂着四五颗小红薯,抖抖上面的黄土,然后把红薯放在一边。等全部出完之后,满田野里一堆堆,一排排,一行行,就会让人很有成就感,那些微微发红鲜嫩的红薯,就是一幅最美的乡村美景图。

当然,也有一些人家因为各种原因拖到了霜降之后才出红薯。这时候露出地面的红薯就会被"霜打"了,变成青色,就是俗称的"愣头青"。这种红薯与水淹的红薯、冻伤的红薯一样,是煮不熟的,无论在水中煮多久都会有一种难以下咽的口感。

等把田里的红薯出完并全部拉到家之后,人们就会把成色好又不破损的红薯存放在预先挖好的地窖之中,剩下的用一种专用的工具切成薄薄的红薯片。这时候,已经出过的红薯地经过辛勤的耕作,已经种上了小麦,并长出绿油油的小麦苗。我们就会把切成的红薯片洒在麦田地,靠太阳光去晒干。晒干后的红薯片既可以下到米汤锅中,也可以打成粉用来蒸馒头,但蒸出来的红薯馒头是黑油油的,吃起来粘牙,而且口感并不好。

二十世纪六十年代在农村生活过的人,对红薯都是既爱又恨。爱的是没有红薯就可能活不下去,恨的是在那个"红薯汤,红薯馒头,离了红薯不能活"的时代,经常吃红薯,吃多了还会让人胃反酸,腹胀。至今,年龄在五十岁以上的一部分人在餐桌上根本不吃红薯。

真是三十年河东三十年河西,随着时代的进步和科技的发展,人们慢慢发现红薯一身都是宝。

清代《调疾饮食辩》记载:"(甘薯)苗、叶煮食甚佳,糁蒸尤美。"研究表明,红薯叶营养价值高,蛋白质、维生素、矿物质含量丰富,食之有益健康。秋季的红薯叶青绿鲜嫩,采摘嫩叶嫩茎,清洗之后可做诸多美食。这里介绍红薯叶最简单的吃法:先将嫩红薯叶尖入沸水焯透,捞出沥干置入盘中;然后在热油锅中加入花椒粒、干辣椒,略炸,迅速熄火,浇入嫩叶尖上,再淋上生抽、姜汁、米醋、香油,拌匀即可。此菜外观嫩绿醒目,诱人胃口大开,品之滑爽清香。

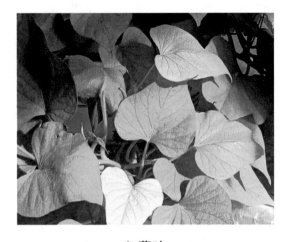

红薯叶

《本草纲目》和《本草纲目拾遗》等古代药典中均提到红薯有"补虚乏,益气力,健脾胃,强肾阴"的功效,还能补中、和血、暖胃、肥五脏等。生薯块中的乳白色浆液,是通便、活血、抑制肌肉痉挛的良药,对治疗湿疹、蜈蚣咬伤、带状疱疹等疾病有特效。其方法是将生薯块捣烂、挤汁,涂于患处,数次可愈。

现代研究还发现,红薯中含有丰富而特殊的维生素 C、维生素 E 和钾元素。其中维生素 C 能明显地增强人体对感冒等多种病毒的抵抗力;维生素 E 则能促进人的兴奋性、延缓衰老。钾元素能有效地防止高血压、中风和心血管病的发生。不仅如此,科学家研究还发现薯块中含有一种不能从鸡、鸭、鱼肉类获得的胶原黏液蛋白,这种物质能保持人体动脉血管壁的弹性,有效地防止动脉血管粥样硬化。

关于红薯的来历,还有一个神奇的故事。相传:

明代万历年间,吴川有位医生叫林怀兰,医术精湛,交游广泛,常在粤西、桂南一带行医。有一次,林怀兰经朋友介绍,医好了交趾国(即越南)守关大将的病,两人因此结下了深厚的友谊。交趾国王有位公主,久病不愈,守关大将便介绍林怀兰医生为公主治病,公主服用林怀兰的药后很快就痊愈了。为了答谢,国王设宴款待,席间林怀兰第一次品尝到了红薯,觉得非常美味。林怀兰听说红薯生熟都能吃,就偷偷地带了一个生红薯藏在衣袋里准备带回家乡。然而,当他出关时,这个红薯被查出来了。当时交趾国规定红薯严禁出境,违者要杀头。

守关大将面临两难的抉择,放林怀兰出关是对国王不忠,依法办事则对老朋友不义。最终,他选择了放走林怀兰,自己则选择了自杀。

　　林怀兰顺利回到了家乡，并带来了红薯。红薯耐旱耐瘠，粗生家种，产量高，很适合粤西地区种植。从此，粤西人民不再挨饥受饿，他们怀着崇敬的心情，在电白建立了"红薯林公庙"，以纪念林怀兰医生引种红薯的功绩。

　　故事不仅讲述了红薯在中国的引进历程，还蕴含了人们对勇于担当、无私奉献精神的赞颂。红薯虽平凡，却拥有顽强的生命力和无尽的滋养之力。正如我们每个人，虽然身处不同的环境和境遇，但都应秉持自己的核心价值，坚韧不拔地生长、发光发热。也应像林怀兰一样，以一人之力，为家乡引入了红薯这一改变命运的作物，成为社会的担当者，用自己的力量去改变世界。

◆ 本草小验方 ◆

　　材料：红薯一两个，大米、水适量。

　　功效：健脾养胃，适合消化不良或脾胃虚弱。

　　用法：红薯洗净，去皮，切成小块。大米洗净，与红薯块一同放入锅中。加入适量清水，大火煮沸后转小火慢煮，直到粥变得黏稠。可以根据个人口味加入冰糖或蜂蜜调味。

冬 季

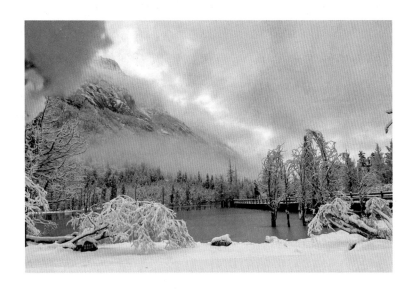

冬季包括立冬、小雪、大雪、冬至、小寒、大寒六个节气,冬季是从立冬开始的。

立冬是冬季的第一个节气,代表着冬季的开始,为冬三月之始。立冬,意味着生气开始闭蓄,万物进入休养、收藏状态,草木凋零,蛰虫休眠。如《孝经纬》记载:"斗指乾,为立冬,冬者,终也,万物皆收藏也。"

自古以来,立冬节气就被人们高度重视,各地庆祝立冬的活动也非常丰富。立冬与立春、立夏、立秋合称"四立",在中国老百姓心中是非常重要的节日。春耕夏耘,秋收冬藏,冬季也是享受丰收的季节。中国过去是个农耕社会,劳动了一年的人们,利用立冬这一天要休息一下,顺便犒赏一家人一年来的辛苦。

立冬,意味着万物开始进入休养、收藏的状态。据《月令七十二候集解》记载:一年二十四节气分成"七十二候",每个节气分成三候。立冬三候为"一候水始冰;二候地始冻;三候雉入大水为蜃"。意思是,此时水已经能结成冰,土地也开始冻结。"雉入大水为蜃"中的"雉",即指野鸡一类的大鸟,"蜃"为大蛤。立冬后,野鸡一类的大鸟便不多见了,而海边却可以看到外壳与野鸡的线条及颜色相似的大蛤,所以认为"雉"到立冬后便变成"大蛤"了。

霜降过后,天气就渐渐寒冷,薄薄的冰就慢慢地在清水中凝结了。这个时候,月影已经成了一弯,大雁也没有几行飞向南方去了,田野里的粮食也收割完了。立冬之后,水渐渐结冰,所以诗人写"霜降向人寒,轻冰渌水漫"。

细雨生寒未有霜,庭前木叶半青黄。立冬之初,细雨带着寒意,但还没冷到结霜,房前的树叶,已经一半绿、一半黄了,意味着冬季的正式来临。草木凋零,蛰虫休眠,冬藏的开始也就意味着大地一切都变得静悄悄的。

园林尽扫西风去,唯有残荷不负冬。立,建始也;冬,终也,万物收藏也。立冬,意味着生气开始闭蓄,万物进入休养、收藏状态。冬天不声不响,从浅到深,悄悄变换着色彩,大地不经意地改变了颜色。渐渐的,秋意已暮,万物走向凋零,大自然唯美谢幕,其气候也由秋季少雨干燥向阴雨寒冻的冬季气候过渡。

荷尽已无擎雨盖,菊残犹有傲霜枝。冬天,万木凋零,寒风刺骨,大地冰封千里。然而,冬天也有自己的独特之花——雪花。在这"白茫茫大地真干净"的世界里,有人在"千山鸟飞绝,万径人踪灭"的旷野中看到的是"日暮苍山远,天寒白屋贫",有人在"晚来天欲雪,能饮一杯无"的诗情画意中感受到的是"梅须逊雪三分白,雪却输梅一段香"的浪漫,也有人在壮志未酬的"砌下梨花一堆雪,明年谁此凭阑干"的无奈雪夜中感受到"檐流未滴梅花冻,一种清孤不等闲"的孤傲。

忽如一夜春风来,千树万树梨花开。冬天的雪景也是美丽的。雪花飘落在地上,给大地披上了一层白色的地毯。孩子们在雪地里玩耍,堆雪人,打雪仗,笑声在空气中回荡。

人法地,地法天,天法道,道法自然。在这个万物收藏的季节,人们应该如何适应自然的变化呢?《素问·四气调神大论》中记载:"冬三月,此谓闭藏。水冰地坼,无扰乎阳,早卧晚起,必待日光,使志若伏若匿,若有私意,若已有得,去寒就温,无泄皮肤,使气亟夺,此冬气之应,养藏之道也。逆之则伤肾,春为痿厥,奉生者少。"

也就是说,冬天的三个月,是万物生机闭藏的季节。在这一季节里,水面结冰,大地冻裂,所以人不要扰动阳气,要早睡晚起,一定需等到日光出现再起床;使情志就像军队埋伏,就像鱼鸟深藏,就像人有隐私,就像心有所获一样;还要远离严寒之地,靠近温暖之所,不要让肤腠过度出汗而使阳气大量外泄。这乃是顺应冬气、养护人体闭藏机能的法则。违背这一法则,就会伤害肾气,到了春天还会导致四肢痿弱逆冷的病症。究其原因,是由于身体的闭藏机能在冬天未能得到应有的养护,以致供给春天时焕发生机的能量少而不足。

莫笑农家腊酒浑,丰年留客足鸡豚。冬季虽时有北风呼啸,时有白雪飘飘,池塘中荷叶已经衰败,鱼儿已经躲在厚厚的冰层之下,一片苍茫的大地上,只能看到裸露的土地和发黄的麦苗,但人们餐桌上并不"简陋"。这得益于春节的热闹和冬藏的习惯,家家户户都会在秋后储备果蔬和粮食。

中医认为冬季是匿藏精气的时节,强调在这一季节里,人体的阳气逐渐收藏,气血趋向于内,皮肤也变得更为致密。说到藏,我们藏的是什么呢?藏的是阳气,阳气就像太阳一样,是身体的动力系统,为身体提供生命的能量。它可以温养全身,在外能护卫肌肤、抗御邪气,对内能推动和激发脏腑功能。阳气足的人,肌体的防御功能和自我调节能力会更强。

肾阳作为一身阳气之根,对维持人体正常的生理功能具有至关重要的作用,因此,冬季养生的重点在于"养肾防寒"。为了顺应这一养生原则,我们应当在饮食上注重选择能够补肾壮阳、温补身体的食物,如花生、赤小豆、芝麻、山药等。冬季还要多吃白萝卜,其在冬季的食疗作用丰富多样,包括促进消化、润肺止咳、增强免疫等。这些作用使得白萝卜成为冬季养生的重要食材之一,适合各年龄段人群食用。在冬季,人们可以通过食用白萝卜来增强身体抵抗力,预防感冒等疾病的发生,并改善消化系统和呼吸系统的健康状况。这也是我们常说的"冬吃萝卜,夏吃姜,不找医生开药方"的原因吧。

在冬季,食物的丰富多样不仅满足了人们的口腹之欲,还蕴含了来年的希望与期待。随着天气逐渐寒冷,大自然似乎进入了一个蛰伏期,然而这正是食物储备最为丰富的时节。从萝卜白菜到莲藕炖汤,从热腾腾的火锅到滋补的汤品,每一道菜都凝聚着冬日特有的温暖与滋味。

这些丰富的食物不仅滋养了我们的身体,更在无形中传递着一种力量与信念。冬天,雪给了这些辛苦生长一年的植物休憩的机会,也给人们休养生机的时间,素净中又酝酿着无限的力量,不仅预示着来年的丰收,也象征着我们对新一年的憧憬与希望。

　　在享受冬日美食的同时,我们不禁会思考来年的计划和目标。或许,我们会在某个温暖的午后,与家人围坐一桌,分享着美食与欢笑,畅谈着未来的梦想与规划。这些美食不仅满足了我们的味蕾,更在无形中激发了我们对未来的信心和动力。因此,在这个冬季里,让我们珍惜这些丰富的食物,感受它们带来的温暖与力量。同时,也让我们怀揣着对未来的希望与憧憬,勇敢地迎接新的一年的到来。

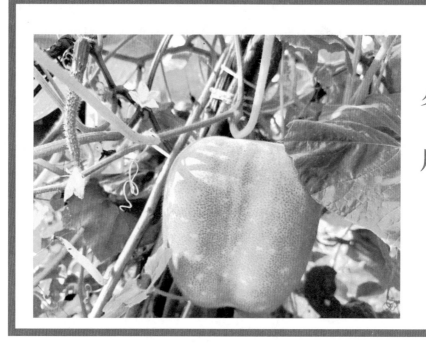

冬瓜

　　冬瓜，是日常生活中常见的一种蔬菜，在中国各地普遍种植。自古以来，冬瓜既是食物又是药物，那它为什么叫"冬瓜"呢？这是因为冬瓜成熟以后身披一层白霜，酷似冬日白雪落于其上，所以叫"冬瓜"。另一种说法是，因为冬瓜上有一层蜡质白粉，如果没有外伤冬瓜还可以储存过冬，所以取名为"冬瓜"。

　　冬瓜十分有助于身体健康。其一，冬瓜中膳食纤维含量较高，能够更好地促进肠道蠕动，清除肠道垃圾，加快新陈代谢，预防疾病。其二，冬瓜中富含丰富的维生素，以维生素C最为显著。维生素C被称为抗坏血酸，是一种高效的抗氧化剂，可以清除体内多余的自由基，而自由基是导致人类身体出现慢性疾病的重要因素之一,所以经常食用冬瓜可以减少慢性病的发生,延缓衰老。

冬瓜还有养颜美容的功效。《神农本草经》中记载冬瓜"主令人悦泽,好颜色,益气,不饥。久服,轻身,耐老"。《食疗本草》一书也有记载:"热食之佳,冷者食之瘦人;煮食练五脏,为其下气故也。欲得体健轻瘦者,则可常食之;若要肥,则勿食也。"而现代医学研究也发现,冬瓜中所含的丙醇二酸,能有效地抑制糖类转化为脂肪,加之冬瓜本身不含脂肪,热量不高,能防止人体发胖。因此,冬瓜是肥胖者的理想蔬菜,被称为"减肥瓜"。

不仅如此,冬瓜浑身都是宝。

冬瓜皮:味甘性凉,主要功效是利尿消肿,用于水肿胀满、小便不利、暑热烦渴、小便短赤。

冬瓜子:味甘性微寒,主要功效是清热化痰、排脓、利湿,用于痰热咳嗽脓痰、肺痈、肠痈、带下等。

同时,冬瓜子和冬瓜皮可以联合使用,配成二冬二根汤,适合日常有腹胀、大便少、大便难、咽喉鼻腔干燥、口腔异味等症状的胃热人群。

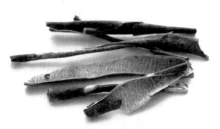
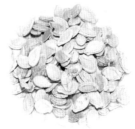

中药冬瓜皮　　　　　　　中药冬瓜子

冬瓜的吃法也多种多样,水煮素烧、蒸炒焖炖皆宜。日常生活中我们常见的做法莫过于冬瓜排骨汤。做法：先将排骨洗净、切块，烧水稍煮，去浮沫，捞出洗净放进高压锅加适量的水。当闻到排骨香味时，停火，然后再把冬瓜洗净，去皮，切块。等高压锅可以开锅的时候就把盖子打开，然后再把冬瓜和姜片都倒进去，接着再煲十分种。最后打开锅盖，放入葱、盐等配料就可以了。

我们中秋所吃的月饼，也离不开冬瓜的贡献。如果仔细看配料表就能发现，不少水果味月饼都将冬瓜写在前面。不光是水果味月饼，在云腿月饼、五仁月饼、鲜花月饼等配料中都有冬瓜的身影。主要是因为冬瓜价格较低廉，比水果更好保存，且纤维含量高、口感好，无色无味易成形，所以常被用来调制在糕点中。

冬瓜虽营养价值丰富，但食用也要注意。一是冬瓜性凉，平日脾胃虚弱、肾虚气虚者应当少用，不宜过量，每周不宜超过三次。二是冬瓜与赤小豆、鲫鱼相克。同食会使正常人尿量骤然增多，容易造成脱水。

冬瓜不仅能居江湖之远，还能登得庙堂之高。宋代诗人郑清之《冬瓜》诗云："剪剪黄花秋后春，霜皮露叶护长身。生来笼统君休笑，腹裹能容数百人。"这首诗既将冬瓜的花、皮、果实描写得惟妙惟肖，又表现出诗人的宽宏大量、高风亮节的优良品质。

关于冬瓜还有一个"东瓜变冬瓜"的故事。相传，冬瓜是神农培育的。他培育了四种瓜，并让四种瓜到东、南、西、北安家。其他的瓜都到自己的封地安家落户，造福于民，只有东瓜不听话，不愿意去，说东方海风大，生活不习惯。神农只好让它换个地方，西方它嫌沙多，北方它怕冷，南方它惧热，转了一圈，最后还是去了东方。神农看到东瓜回心转意了，便高兴地说："东瓜，东瓜，东方为家。"东瓜立即答道："是冬瓜不是东瓜，天大地大，处处都是我的家。"神农说："冬天无瓜,你喜欢叫冬瓜,愿意四海为家,就叫冬瓜吧。"

《菜根谭》里一句话："为善不见其益,如草里冬瓜,自应暗长。"人生福报亦是如此。但行好事,莫问前程。总有一天,回首看来时路,有一个大冬瓜早已在那里等待。

◆ **本草小验方** ◆

材料:冬瓜适量。

功效:外用治疗,如烧烫伤、冻疮等。

用法:冬瓜茎切断,将切口垂入玻璃瓶中,次晨用药棉蘸冬瓜茎液搽患处,可治二度烫伤;或冬瓜皮适量,焙干研末,香油调匀,涂敷患处。

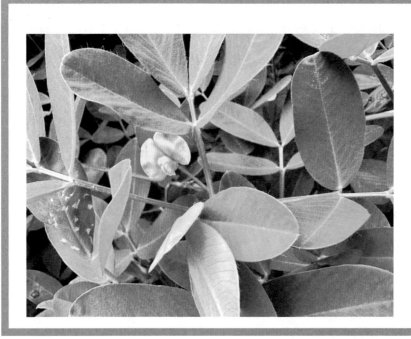

花
生

花生是如今生活中最常见的食物之一。虽然花生已飞入寻常百姓家,但在我小时候却是难得一吃的"奢侈品"。

黄河北岸的二十世纪七十年代初,还是大集体的时候,我们村种的就那几样农作物,小麦,玉米,红薯,大豆,其他农作物就从来没有种过。有一年,我们邻村的薛庄村种了几十亩的花生,这种农作物过去从来没有见过,只是听大人说十分好吃。从此,"想吃花生"就成了我心中的执念。

每年,薛庄村会把出过花生后的土地重新分给当地的群众,分到地的群众就会用"抓钩"一点一点地把土地再刨一遍,这时候漏掉的花生已所剩无几,而我们跟在他们后边再用"抓钩"一点一点细细地再刨一遍。说实在的,有时一上午也难拾到十几个花生,但大家仍然是乐此不疲,一直在他们后边耐心地刨着。

当然,也会有人另辟蹊径,就是在花生地附近找老鼠窝。因为老鼠有"囤粮"的习惯,有时能在一个老鼠窝中挖出半篮子花生。虽然很多花生已被老鼠咬过,但仍能发现不少外皮完整的花生,在那个物资匮乏的年代,没有人会计较那么多。

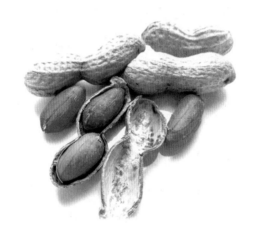

花生

到后来分田到户之后,几乎家家户户都开始种花生,一是满足自己吃的需要,二是花生出油率高,花生油也比其他油更浓香。但自从家家户户都种花生之后,新的问题又出现了,花生成了一种甜蜜的"负担"——花生出得早了成熟度低会减产,而出得晚了又会导致花生脱落而大量滞留在土地里。现在每家每户种的都有花生,没有谁会再把已经出过花生的地重新再刨一遍,所以就要抢抓成熟的那几天的关键期。再加上出过花生之后还要抓紧"腾茬"往地里送农家肥、犁地种小麦,所以,很多时候都是白天把刚刚从地里出过的花生秧拉回家中,晚上再一粒一粒地把花生从花生秧上摘下来,第二天找一个阳光充足的地方再晾晒花生。在那时的秋收季节,人真的是又累又困,那种过去对花生的向往之情就已经荡然无存了。

等种小麦结束,农民彻底闲下来之后,就开始加工花生油。当时那才是真正的物理压榨——把花生仁一粒一粒地剥出来之后,晒干,送到加工作坊里,在那里用烧柴火的大锅把花生米炒熟,把炒熟的花生米摊到石碾上碾碎,然后用白布把碾碎的花生米包裹起来,放到一个直径约40厘米、厚约5厘米的圆形模具中,再由人工挤压,这样浓郁的花生油就一滴一滴地流了出来。因为加工花生油的人特别多,小小的油坊中到处都充满了浓郁的花生油味。

挤压过油的圆形花生饼,一旦完全冷却下来,就特别的坚硬,一般情况下用菜刀都很难劈开。等到了冬季,如果想吃,就会把花生圆饼放到煤火炉上慢慢地加热,等温度达到一定程度,再用菜刀劈下一块,慢慢地啃,每啃一次就会留下一个白印。当然,如果牙口不好是很难啃下来的。

随着生活条件的改善,水煮花生米,油炸花生米,腌制花生米,醋泡花生米,已经成为家中常备的小菜。

常见的花生还有着不寻常的功效。

花生仁:味甘,性平。

花生枝叶:味甘、涩,性平。

花生壳:味淡、涩,性平。

花生油:味淡,性平。

花生衣:味微苦涩,性平。

功能主治:润肺,和胃,宁心安神,敛肺止咳,润肠通便,止血,散瘀消肿。用于缓解血小板减少性紫癜、血友病、高血压、蛔虫性肠梗阻、燥咳、胃十二指肠溃疡、胃纳不佳、大便秘结。

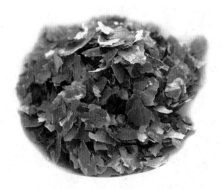

中药花生衣

春天,播下花生的种子,在季节的轮回里,花生会长出绿油油的叶,绽放出黄灿灿的花,最终会将沉甸甸的果实埋藏于泥土之中,等待我们采摘并感受丰收的喜悦。花生不张扬,不炫耀,却默默地在地下生长,积攒着丰富的营养。我们也要像花生一样,保持谦逊和低调,不断地充实自我,用内在的品质去赢得他人的尊重和赞赏。

◆ 本草小验方 ◆

材料:花生仁适量。

功效:健脾养胃,缓解胃酸过多。

用法:食花生仁,每日三次,每次二三十粒,2~3周为一个疗程。

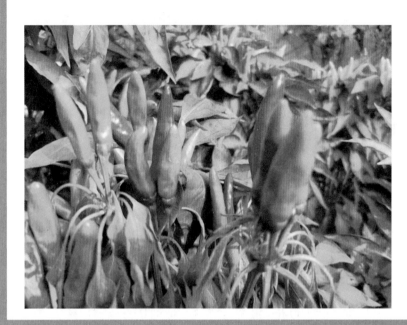

辣椒

辣椒是我们身边非常常见的植物，也是非常平价的蔬菜。它作为盆景可放在阳台、大门口观赏，作为食材既可作为主菜，又可以制作成调味品，已经成为千家万户家中必备品之一。

据《饮食精粹新编》记载："辣椒因茎似茄，味极辛辣，故又名番椒。"我们都知道，只要植物名中带"番"的多属于外来物种，辣椒也不例外。辣椒原产于美洲，在被西班牙香料商发现后移种欧亚大陆。明代后期辣椒被当做观赏花卉引进中国，而且，辣椒是引进的最后一个外来物种。在观赏辣椒的过程中，讲究口味的中国人很快就发现了它的食用价值远大于它的观赏价值。更重要的是，辣椒适应性特别强，这一"接地气"的平民性帮助它在短时间内重塑了百姓的餐桌饮食结构,成为家家户户必不可少的调味料。

小时候,在封丘县农村,大多种植的是一种长辣椒,其适应性、抗病性都很好。从辣椒开花之后结出的第一个像一个铅笔头大小的辣椒开始吃,一直吃到长成长长的青辣椒,入秋后辣椒开始慢慢变成红色。一直到霜降之后,把辣椒连根拔起放在田间地头,等农闲时再一个个摘下来,品相好的去市场卖掉,品相差的就用棉线穿成长串挂在厨房,这些辣椒就成为整个冬季必备的调味料了。

再后来,农村也引进了朝天椒,红、黄两色,辣度比长辣椒大,但产量低,大多数都是栽在自己家中作为观赏用。后来引进了柿子椒,柿子椒虽然好看,但辣度太低,很多时候都是当成青菜吃了。慢慢地,又引进了线辣椒、螺丝椒,但真正让人难忘的还是小时候吃的长辣椒。

辣椒的吃法说简单也复杂。小时候印象最深的是,每天早晨母亲把青、红辣椒剁成小段,然后放入面糊中加入食盐拌匀,随后把馒头和拌匀的面糊一起放在锅中,30分钟后,等下面的米汤熬成了,上面的馒头和面糊已经蒸透。然后把馒头掰开,用小勺挖一勺自制的辣椒面糊酱,放在掰开的馒头上,那辛辣的味道加上特有的小麦面香,确实是当时难得的美味。当然,偶尔也会吃一顿辣椒炒鸡蛋,那种美味自然是更上一层楼了。

整个中学阶段,我每次离开家去学校时,都会带上几瓶自制的辣椒黄豆酱。随着时令的不同,酱的味道也不一样,但最好吃的还是霜降后的辣椒炒酱。那时的辣椒不是太辣,而且果肉稍厚,口感特别好。

成家以后也在家中自己制作过辣椒酱,为了照顾家人的口味降低辣度,会先把两颗红辣椒在锅中炒焦,盛出,拌入熟花生米,再在臼中捣碎,接着把葱段、生姜、大蒜一起剁成碎末,然后和捣碎的辣椒、花生米拌在一起,最后,起锅浇油,等油温很高时,把热油倒入已经拌匀的混合料中,这时候加入食盐、十三香,再淋入少许香油,就是一味辣度很低,但口味十分特别的自制辣椒酱了。

参加工作之后,有一次去长沙出差,同事们一直想吃辣椒小炒肉。说实在的,我对吃不是太讲究,认为随便找一家餐馆即可,而同事们非要吃当地最"地道"的辣椒小炒肉不可。那天我们用了一个小时,找到一家曾经获得"非遗"一等奖的菜馆。到了之后,又等了两个小时,直到下午两点半才吃上当地最具特色的辣椒小炒肉。等得太久,不知确是厨艺好,还是太饿了,吃起来与其他地方的辣椒小炒肉就是不一样。

说起辣椒,又想起在四川成都吃过一顿名叫"激情似火"的火锅,当时也是抱着尝尝当地菜的心态,但真当看到一盆火红的辣椒、青青的花椒,时隐时现地衬托着雪白的鱼片时,视觉上就觉得那简直就是一幅画,更重要的是,那种鲜香之中的麻辣,真的让人吃后难以忘怀。

辣椒,作为一种常见的调味品和食材,不仅赋予了食物独特的辣味,更因其丰富的营养成分和独特的药理作用而受到广泛关注。

据《食物本草》记载:"辣椒消宿食,解结气,开胃口,辟邪恶,杀腥气诸毒。"功效:温中散寒,下气消食。主治:胃寒气滞,脘腹胀痛,呕吐,泻痢,风湿痛,冻疮。

现代研究证明,辣椒还有以下几种作用。

抗氧化作用:辣椒中的辣椒素和维生素C等成分具有抗氧化作用,能清除体内自由基,减轻氧化应激对身体的伤害,有助于抗衰老和预防慢性疾病。

缓解疼痛:辣椒中的辣椒素能够刺激神经末梢,缓解疼痛。辣椒素药膏可用于缓解关节炎和肌肉疼痛等症状。

改善消化:辣椒中的辣椒素能够促进胃肠蠕动,增加胃酸分泌,从而改善消化功能。

预防感冒:辣椒中的维生素 C 含量丰富,能够增强免疫力,预防感冒。

降低血压:辣椒中的辣椒素能够扩张血管,降低血压。

减肥:辣椒中的辣椒素能够促进新陈代谢,消耗体内脂肪,有助于减肥。

辣椒中所含的辣椒素是一种生物碱,能让人在吃辣椒的时候有一种烧灼感。这种灼热的感觉会让大脑产生机体受伤的错误信息,并开始释放人体自身的止痛物质——内啡肽,所以吃辣椒会让人有欣快的感觉,然后就会越吃越爽,越吃越想吃。

当吃辣椒的时候,会觉得热,并且会自然而然地想喝水,或者吃些主食来冲淡辣味。其实,这样做的效果并不会很理想,因为辣椒素只能与脂肪、油类及酒精相结合。这就不难解释,为什么啤酒、牛奶等比水更容易冲淡辣味,故而想要缓冲辣味的最快办法是加点醋或喝点牛奶。

辣椒虽然营养丰富,又有重要的药用价值,但食用过量依然会危害人体健康,因为过多的辣椒素会剧烈刺激胃肠黏膜,使其高度充血,蠕动加快,引起胃痛、腹痛、腹泻,并诱发胃肠疾病。因此,凡患食管炎、胃炎、肠炎、胃溃疡及痔疮等病者,均应少吃或忌食辣椒。

辣椒还具有很好的文化属性。

在黄河北岸,有一个习俗,也就是在出嫁的女儿回门时,都会给新郎吃饺子,这些饺子中通常会有几个是包着纯红辣椒的,如果新郎没注意一口吃下去,往往会辣得满头大汗。红辣椒饺子寓意着新婚夫妇的生活将如辣椒般红红火火,蒸蒸日上。同时,通过吃辣饺子,也考验新郎是否能承受生活中的压力和困难,是否能吃苦耐劳。这种习俗不仅增添了婚礼的趣味性,还加深了亲友间的感情和交流。

回望生活中,辣椒的辣味仿佛象征着生活中的挑战和困难,提醒我们要有勇气去面对和克服这些困难。无论是学习中的难题、人际关系的烦恼,还是自我成长的困扰,我们都需要像品尝辣椒一样,勇敢地尝试,不畏艰难,才能不断成长和进步。

◀ 本草小验方 ▶

材料: 辣椒数个。

功效: 散寒止痛,治疗冻疮、冻伤。

用法: 取辣椒切碎,加水煮沸后去渣,趁热浸洗患处,每日一次。已破溃者用敷料包裹,保持温暖。

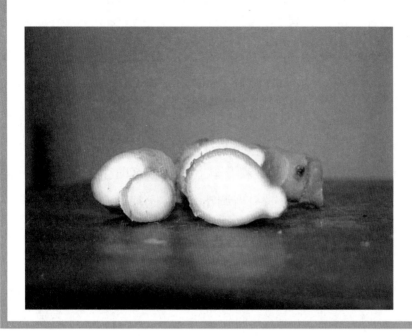

生姜

　　生姜,在我国已经有三千年的栽培历史。起源已无从考究,但至少在三千多年前的先秦时代,我国先民便开始种姜吃姜。史料记载,周穆王曾将生姜和肉桂作为名贵的礼物,与黄金、朱丹同列。《论语·乡党》中更是有孔夫子顿顿吃姜、不撤姜食的记载。

　　生姜的发现就伴随着传奇故事。传说,当年"神农尝百草,一日而遇七十二毒"。有一次,神农在山中寻食找药的过程中,误食了一种毒蘑菇,肚子痛得像刀割一样,就这样他晕倒在一棵大树下。不知道过了多久,他慢慢地醒过来了,自己也不知道什么原因。于是,他向四周一看,发现自己躺倒的地方有一丛尖叶子青草,闻一闻,香气特别的浓郁,又带着一股特有的清香味道。原来,是它的气味使自己醒过来的。于是神农顺手拔了一丛青草,青草下面带着几块根茎状的物质,拿着一块放在嘴里嚼了一会,又香又辣又清凉。过了一阵,肚子咕噜咕噜响,又过了一会,腹痛全好了。他想这种草可能有起死回生的作用,要给它起个好名字。因为神农姓姜,他就把这尖叶草取名叫"生姜"。

小时候,生姜在黄河北岸地区并不常见,因为当地普遍种植大蒜和大葱,而生姜作为一种调味品,只有在过春节的时候才能在集市上或游街串巷的小商贩的架子车上看到。这时生姜主要是用来煮大肉,或者放在肉饺子馅中当调味品,其他基本上都用大蒜或大葱替代了。但生姜与大蒜、大葱不同的是,生姜无论怎么煮怎么炒,都不改变其辛辣的味道。

那时候长辈常说的一句话是:饿死卖姜的,饿不死卖蒜的。大概就是大蒜能煮着、烤着吃,而生姜无论怎么烹饪都会辛辣的缘故吧。

生姜,在我工作之前的很长一段的时间内,都是一种可有可无的调味品。直到有一年秋末冬初,去安徽出差。有一天吃早餐的时候,由于当地饮食习惯与我原来的大致相同,也是包子、油条、稀饭和胡辣汤等,但我吃包子的时候往往爱吃大蒜。于是我就问老板有没有大蒜,老板说:"没有大蒜,但有刚腌好的嫩姜。"出于好奇,我在腌生姜的大盆中捞出几块。因为是刚出土的新姜,看着十分的鲜嫩,嫩芽头边是粉红色,下面是乳白色,到了根部是浅黄色,而且每块姜都用刀切出一排排细细的缝隙,可以一片一片掰下来吃,外皮光滑好看,肉质多汁鲜嫩,味道辛辣清香,而且还没有平时吃生蒜那种直辣的口感。因为这些鲜嫩可口的生姜,我还多吃了两个包子,临走前我又多买了五元钱的生姜,准备中午吃饭的时候接着吃。

回家之后,那种意犹未尽的感觉,几次促使我到农贸市场去看看有没有卖这种嫩姜的,但往往是乘兴而去,败兴而归。由于我们奉行的是"姜是老的辣",而且商贩也说,"买姜都是买老姜的,从来没有人买嫩姜,而且嫩姜水多皮薄,运输过程中容易破相,到了冬季容易冻伤而坏掉,所以在中原地区没有人愿意卖嫩姜的"。

转眼到了第二年的春末夏初,我偶尔发现一块忘了吃的生姜,自己长出了绿色的芽头。于是就想到小时候家乡种红薯的方法——有时候把发芽的红薯埋到地里就能长出红薯秧,最后结一大堆的红薯,那这种生姜放到地里是不是也会生长呢?于是我就顺手把这块带芽的生姜埋到了一个不用的花盆里,不久这块姜奇迹盘地长了出来。在以后的日子里,我也没有刻意地去管理它,最后长到约有 50 厘米那么高。到了秋末,我拔出一看,放入时那块老姜依然像放入的时候一样,只是在这个老姜旁边长出了两块新的小姜块。小姜块依然是头部粉红,下面乳白,根部浅黄,与我在安徽见到的大致一样,只是块头小了些。第二天早上,我把它切成丝拌上盐,就着热馒头,美美地吃了一顿。

美好的食物总是伴随着美好的故事。有一年,我去杭州参观植桑养蚕,有幸到西湖一睹"苏堤春晓"的风采。在看风景的过程中听到一段苏轼与生姜之间的故事。

苏轼任职临安(今杭州)太守时,有一天,他去净慈寺游玩,拜见寺内主持。主持年过八十,鹤发童颜,精神矍铄,面色红润,双目有神。苏轼感到十分惊奇,问主持用何妙方求得如此健康长寿。主持微笑着说:"老衲每日用嫩姜切片,温开水送服,已食四十余年矣。"苏轼回去之后,结合自己的生活实际,并访问了一些中医名家,自己创造出了一个方子:"一斤生姜半斤枣,二两白盐三两草(甘草),丁香沉香各半两,四两茴香一处捣。煎也好,泡也好,修合此药胜如宝。每日清晨饮一杯,一生容颜都不老。"这个方子被后人收载编纂于《苏沈良方》中,叫做"驻颜不老方",许多养生医籍均有转录,足见生姜对于抗衰老的功效。

俗话说"家备小姜,小病不慌",药食同源是中国古人饮食文化的重要底色。历朝历代的古代医书里,也总是会有用姜的汤剂,如东汉张仲景《伤寒杂病论》中用姜配药的甚至达到了五十九个。

据《神农本草经》记载:"干姜,味辛温,主胸满咳逆上气,温中止血,出汗,逐风湿痹,肠澼下痢,生者尤良,久服去臭气,下气,通神明。"

生姜,作为药食两用的食物,其药用的价值主要体现在有发汗解表、温中止呕、温肺止咳、解毒的功效,能有效预防外感风寒、胃寒呕吐、风寒咳嗽、腹痛腹泻等。还具有醒脾开胃、增进食欲的作用。生姜中含有辛辣和芳香的成分,对口腔和胃黏膜有刺激的作用,能有效促进消化液分泌,增进食欲,并能促进血液循环。

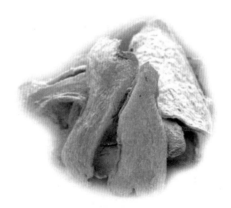

中药生姜

据《神农本草经》记载:"干姜,味辛温,主胸满咳逆上气,温中止血,出汗,逐风湿痹,肠澼下痢,生者尤良,久服去臭气,下气,通神明。"

连《神农本草经》上都说"生者尤良",看来姜还是生吃好。

姜,虽然平凡,却蕴含着丰富的生活启示。生活中总会遇到一些困难和挑战,这些困难可能像姜的辣味一样,让人感到不适甚至痛苦。然而,正如姜的辣味可以赋予菜肴独特的口感,困难也是成长和进步的催化剂。它们让我们更加坚韧,更加珍惜和感恩生活中的每一个美好瞬间。

本草小验方

材料:生姜、小米、红枣适量。

功效:温中散寒、健脾养胃。

用法:将生姜切片与小米、红枣等一同熬煮成粥即可。

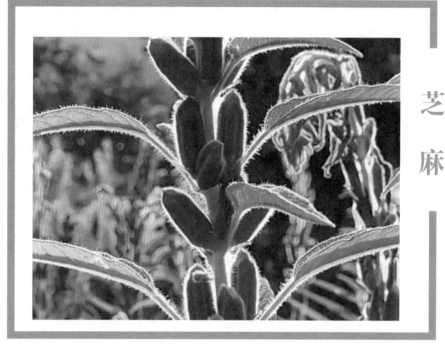

芝
麻

芝麻,是黄河两岸常见的农作物,也是我们生活中必备的调味品,如芝麻油、芝麻酱、芝麻盐。

在我国古代相当长的一段时间内,来自西域的农作物都带"胡"字,如胡萝卜、胡桃、胡椒。芝麻也不例外,古时候也叫"胡麻"。据《齐民要术》记载,芝麻是西汉时张骞出使西域,通过丝绸之路传入中国,十六国时期,后赵皇帝石勒避讳"胡"字,将"胡麻"改名"芝麻"。

在分田到户之前的大集体时,除了常规农作物,如小麦、玉米、大豆、红薯之外,人们还会大面积地种植芝麻。因为每年入冬后农闲时,生产队都会在自己的油坊屋里派专业人士去制作芝麻油,然后分到每家每户作为春节接待亲戚的必备调味品。

那时候学习不像现在的学生这么紧张，学生放学后经常去田野里割草，秋后期野外能够即时可吃的农作物的"果实"也只有芝麻了。每当芝麻长成型之后，把芝麻荚从杆上掰下来，从中间分成两半，其中的一半就像两扇门一样，用大拇指指甲把"大门"分开，然后放在嘴边迅速松开，这样一粒粒芝麻就会被"弹"入嘴中。说实在的，这种吃法才算是真正的"打牙祭"。真正过瘾的是冬季放学后，往往都是饥饿难耐，回到家中就拿一个馒头，然后从中间掰开撒上食盐，把筷子插入芝麻油瓶中，再迅速从油瓶中提出来，把油滴在已经掰开又撒上食盐的断面上，然后把馒头合在一起咬上一大口，那种咸香的味道，当时绝对是难得的美味。

芝麻在童年是难得的一种美食，但在现实生活中，芝麻总是以不好的形象出现，如两家的小孩吵架了，家长总是不分青红皂白地说："这样小的事搁住了吗？芝麻大的事不要再吵了。"如果哪一件事办得不好而又拖的时间很长，家长就说："看看，看看，啥事不分轻重，往往是捡个芝麻丢了西瓜。"

随着大集体解散分田到户之后，农村的生活水平也随着生产力的不断发展而逐步改善，人们对芝麻的印象也从"陈谷子烂芝麻"而变成"芝麻开花节节高"。因为芝麻的茎中间输送管道很粗，养分会先被下边的叶子及果实吸收，所以开花时从下向上逐渐展开。芝麻的花朵像一个个白色的小喇叭，一串串的向上依次排开。随着年龄的增长和社会阅历的不断增加，才知道芝麻也是药食两用的食物。

《本草纲目》中记载，芝麻有补血生津、润肠、延缓细胞衰老之效，可用于肾亏虚引起的头晕眼花、须发早白等症。其实，芝麻的全身都是宝。

芝麻秆:用于哮喘、浮肿、聍耳出脓。

芝麻叶:味甘,性寒。益气,补脑髓,坚筋骨。用于五脏邪气、风寒湿痹。

芝麻花:用于秃发、冻疮。

芝麻壳:用于半身不遂、烫伤。

芝麻油:润肠、润肺。

芝麻饼:芝麻榨油后的渣,用于揩牙乌须、疽疮有虫。

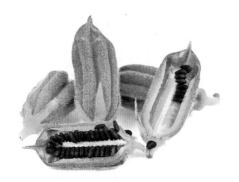
芝麻

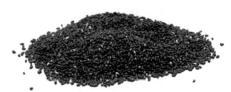
黑芝麻

在古代芝麻被称为"八谷之冠",被视为延年益寿食品。古代养生学家陶弘景曾说:"八谷之中,唯此为良,仙家作饭饵之,断谷长生。"如今生活中,芝麻的加工品,如芝麻油、芝麻酱、芝麻盐,仍是家庭的必备调味品。但芝麻作为食品的辅料,在食品行业,应用也十分广泛,如做糕点的馅料,点心、烧饼的面料。如果冬季在北方吃火锅,那就绝对少不了芝麻酱,有些地方更是独具特色地把芝麻酱加到了烩面之中。

小小的芝麻具有如此顽强的生命力,已经伴随我们走过了几千年。我们常常说"一芥纳须弥",那么我们能不能说:"一粒芝麻种子中也藏着万千世界呢?"

本草小验方

材料:芝麻适量。

功效:润肠通便,抗衰老。

用法:将黑芝麻捣烂成糊状,加入适量蜂蜜或白糖调味,每日早晚空腹食用。

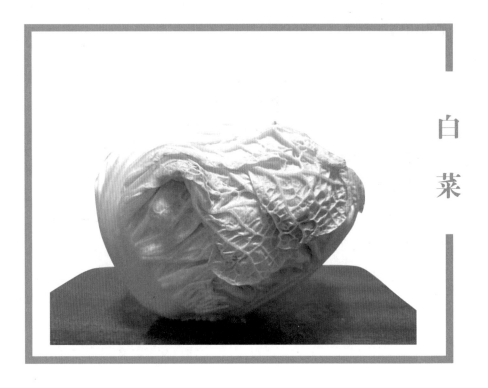

白菜原产于中国华北地区,现在可在全国各地广泛种植。白菜生命力极强,不仅易于储藏,价格实惠,而且可跟多种菜肴搭配,是冬、春季节餐桌上常见的蔬菜品种。

在古代的文字记录中,似乎并没有见到"白菜"这个名称,但白菜的原产地确实是在中国。在《诗经》中记载,"葑"是指与白菜近亲的蔬菜"芜菁"。到了唐代《新修本草》中提到的"牛肚菘",是不结球的散叶白菜在典籍中首次亮相。之所以叫"菘",意思是像松树一样可以长在冬天里。要知道,在没有温棚技术的古代,很多蔬菜是很难在冬季生长的。

到了明代《本草纲目》中记载:"菘性冬晚凋,四时常见,有松之操,故曰菘。"明末清初时,"菘"的种植已经较为普遍。菘生长在野外,被采集秋冬野菜的古人所发现,后开始人工种植。在人工种植选育过程中,叶子紧密且口感好的植株被不断培养,最后形成了厚实结球的大白菜品种。清代后期,南北各地相继出现了一些不同品种,而目前,中国特色显著的地方品种已有八百余个。

现如今,在黄河北岸的大部分地区都种植白菜,大部分地区都把白菜叫成"黄叶"。正如有句农谚说:"头伏萝卜,二伏芥,三伏里头种黄叶。"经过考究,南宋吴自牧《梦粱录》中记载:"冬至取巨菜复以草,积久去其腐,叶黄而晶莹,故名黄芽。"黄河北岸大部分地区把"黄芽"说成"黄叶",这大概也是当地一种口音的误传吧。

在黄河北岸种植的白菜,在三伏天里长得最茂盛,叶子翠绿欲滴。但这时的叶子好看不好吃,只有到了霜降之后,勤劳的人家有时会用红薯梗把白菜从中间开始,一道一道地捆起来,这样白菜的头部就会围拢成一个圆球形,慢慢长瓷实,而且里边的叶子也因为长久见不到阳光而变得雪白晶莹。

到了初冬的时候,当霜花一莛莛染白树叶和百草时,依然长在田地里的大白菜也就出落得饱满、脆甜,霜冻后变得甘甜。大白菜对抗低温的能力非常强,即使温度达零下3℃以下,如果后期温度能逐渐升高,白菜依旧能够恢复生长。只有当温度下降到约零下11℃时,白菜才会形成冻害而停止生长。后来我才知道,大白菜在经历霜降和寒冬时,会将体内的淀粉类物质转化为糖分储存起来用于御寒,而白菜应对霜雪的方式,反而让它的口感变得甘甜起来。

大白菜几乎伴随着我的每一步成长轨迹。小时候,在冬季常吃的是白菜豆腐炖粉条,通常会把白菜的根部留存下来,等到了春节过后的阴历正月十六时,把白菜的根部刻成圆柱形,中间挖空倒入食用油,再放入一根棉线,就自制成了灯盏,这是春节期间一种玩具和希望的寄托。

随着年龄的增长,我逐渐到外地求学。但无论是初中、高中,还是大学,在冬季的饮食中都少不了白菜的影子。工作之后,也逐步吃到了海米炒白菜、糖醋大白菜、白菜炒豆腐、扒白菜等更加丰富的白菜类美食。

而在现代,白菜又被赋予了更多的涵义。因为它和"百财"是谐音,所以成了经商的人摆放在店里的吉祥物,也是爱好玉器的人把玩的佳品题材之一。

传说很久很久以前,黄河岸边的一个小村庄,住着一对相依为命的贫苦母子。母亲因为操劳过度而生了重病,儿子心疼母亲,就到处去求医问药。结果地荒了,家里都快揭不开锅了,可是母亲的病却一点儿也不见好。儿子急在心里,夜里愁得睡不着觉。有一天,好不容易合上眼睛,却在梦里见到一个白胡子老头。他指指村头的一口井,说:"你从那口龙井爬进去,井壁上有个洞,顺着洞往里走,拐十八个弯,就会看到由四条青龙把守着的玉白菜。你向青龙恳求一小片白菜叶,来救你母亲吧! 只要一小片就够了,千万不要贪心!"儿子醒来后,知道是土地爷托梦帮助自己,便按着指点,找到了玉白菜。青龙们可怜儿子的一片赤诚孝心,就答应了儿子的请求。儿子走到青翠欲滴的玉白菜跟前撕了一小片,满怀欣喜地把它带回家,放在母亲的枕边,让她闻闻白菜的气味,母亲的病顿时就好了。儿子又把玉白菜的叶子借给十里八乡的乡亲们用,从此以后,大家都没病没灾,过上了勤劳富足,平安健康的日子。

传说只是人们在无奈的情况下对美好生活的一种向往和寄托，但白菜的药用价值在清代《本草纲目拾遗》中就有记载，"白菜汁，甘温无毒，利肠胃，除胸烦，解酒渴，利大小便，和中止嗽"，并说"冬汁尤佳"。同时，白菜鲜叶和根可入药，中药名为"黄芽白菜"，具有通利肠胃、养胃和中、利小便的功效。

无独有偶，食疗家孟诜也在他的《食疗本草》中有过叙述："菘菜，治消渴，和羊肉甚美。其冬月作菹，煮作羹食之，能消宿食，下气治嗽。"不但说其味美，还发现了它的食疗功效。从营养学的角度分析，大白菜含丰富的维生素、膳食纤维和抗氧化物质，能促进肠道蠕动，帮助消化。而且，大白菜的维生素 C 含量高于苹果和梨，与柑橘类居于同一水平。白菜还是减肥蔬菜，因为白菜本身所含热量极少，不至于引起热量储存。白菜中含钠也很少，不会使机体保存多余水分，可以减轻心脏负担。

白菜不仅仅是普通老百姓的心头好，还颇受文人骚客的喜爱。郑板桥以联赠友："白菜青盐糙米饭，瓦壶天水菊花茶。"清贫寡淡之余，是一种澄明清雅的人生境界。韩愈也对白菜大加赞赏。有一年冬天，大雪飘飘，孟郊、卢仝来访，韩愈把储藏的白菜细细切丝，加汤慢炖，满满一碗好像烩银丝，配上屋外新挖出的冬笋，众人品菘尝笋，煮酒论诗，好不酣畅。韩愈更是欣然写下了"晚菘细切肥牛肚，新笋初尝嫩马蹄"的佳句来盛赞"菘、笋"之美味。韩愈赞白菜赛过牛肚，冬笋胜过嫩马蹄，众人以诗唱和，成为一段千古佳话。

白菜能抵御严寒，积蓄力量，可果腹，可入药，可做灯盏，亦可成为商店"招财"的吉祥物和景观。由此看来，只有坚韧坚持，才能熬过"寒冬"；只有涵养多种能力，人生才能出彩。

◆ 本草小验方 ◆

材料:白菜适量。

功效:通利肠胃、缓解便秘、消化不良等症状。

用法:可直接食用白菜或用白菜煮汤食用,以促进肠胃蠕动。

- -

材料:白菜根、绿豆各30克。

功效:清热解表,健脾利湿,预防麻疹。

用法:水煎后当茶饮用,用于预防麻疹。

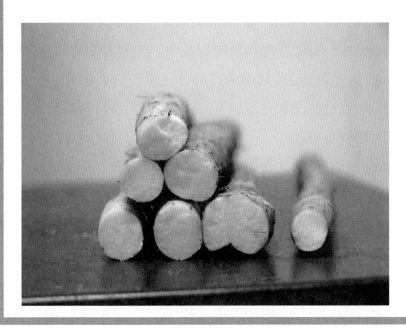

山药

　　山药的原产地在中国，食用山药已有三千多年的历史，早在战国至秦汉时期成书的《山海经》就有"薯蓣"（山药的学名）的文字记载。山药是一种古老的食物，有长块山药、块根山药、扁根薯三种，在秦汉时期编纂的《神农本草经》中，被列为上品药材。山药是多年生草本植物，生命力很强，在全国各地都有栽培。

　　最早接触到山药是 2000 年春节前，去焦作温县学习当地的民营经济发展模式。当对方介绍温县的"四大怀药"时，我感到特别的震撼，既感受到中华文化的源远流长，又感受到中医药文化的博大精深，而且山药又是"四大怀药"之首，返程时每人都带了一些"铁棍山药"。因为当时山药的种植并不像今天这样普遍，同时对山药的性能也不太了解,回家后就像吃红薯那样削掉皮下到米汤锅里吃掉了。

春节过后,才发现有一根铁棍山药还没有吃,已经发芽了,于是就把山药切成小段,埋到闲置的花盆中。随着温度的回升,盆里迅速长出了数条细藤,长到半米高时才逐渐长出新的叶子。在以后的日子里,我也并没有刻意培土施肥,但那几株山药的藤条上逐渐开出了淡黄色的花朵。

随着时间的推移,主茎的叶柄交界处就长出了一些圆球样的东西,后来才知道它的学名叫"零余子",俗称"山药蛋""山药豆",而且也是药材的品种之一。由于"山药蛋"的个头小,皮剥起比较困难,吃起来相对麻烦,而且口感也没有山药好,所以,当时我对"山药蛋"也就没有什么好感。在以后的日子里,随着生活水平的提高,吃山药的机会也越来越多,对山药的了解也越来越深。

山药的学名叫"薯蓣",后来为什么改叫山药呢?这里面有两种说法。

第一种说法是,据《本草纲目》记载,由于唐代宗叫李豫,人们为避讳而将"薯蓣"改为"薯药"。又因为宋英宗叫赵曙,为避讳又将"薯药"改为"山药"。

第二种说法是,古时候,河南焦作区域有一个叫"野王国"的小国,经常被一些大国欺负。有一年冬天,一支大国派的军队入侵野王国,野王国的将士们虽然拼死抵抗,但终因实力不足而落败,在敌人的追赶下,他们逃进了深山。正巧天降大雪,敌人觉得山中峰高沟深,易守难攻,便封锁了出山的道路,想把野王国的将士们困死在山中。

大雪下个不停,将士们饥寒交迫,许多人已经奄奄一息。绝望之际,一名士兵抱着几块树根样的东西跑来说是在地里挖的,甜甜的,很好吃。将士们一听,立刻动手挖刨,刀剑并用之下,很快就挖了一大堆。大家饱餐后,顿觉体力大增,甚至几天后伤兵都在它的作用下痊愈了。此刻,将军一声令下,士兵们如猛虎般突围并夺回了失地。

后来,将士们为纪念这种植物,给它取名"山遇",意思是绝望时在山中遇到的食物。随着更多的人食用这种植物,人们逐渐发现它具有祛病健身的效果,于是将"山遇"改名为"山药"。

随着时间的不断积累,人们慢慢发现山药的药性价值。具体体现如下。

《本草纲目》概括其五大功用为"益肾气,健脾胃,止泻痢,化痰涎,润皮"。

《药性论》记载:"山药补五劳七伤,去冷风,止腰痛,镇心神,补心气不足,患人体虚羸,加而用之。"

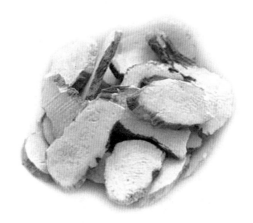

中药山药片

性味:性平,味甘。

归经:归肺、脾、肾经。

功效:固肾益精,益肺止咳,降低血糖,健脾益胃、助消化,聪耳明目,延年益寿。

主治:脾胃虚弱,倦怠无力,食欲不振,痰喘咳嗽,腰膝酸软等症。

说起山药治病,现介绍一个近现代中医泰斗张锡纯治疗产后妇女身体发虚的案例。

某产妇产后十余天,突然出现大喘、发热、出汗不止,并有点发热、咳嗽。当时很多产妇产后都出现过这种症状,尤其是出汗不止。

于是其家人就请来张锡纯给诊断,一把脉,产妇非常虚弱。

张锡纯说,赶快买生山药六两,就是切成片的干山药,然后用山药反复熬水给产妇喝。

结果就用这一味药,这个产妇虚弱出汗的问题就好了一多半,连续服用几天后便彻底痊愈。

这个案例中,之所以用山药,是因为山药色白入肺经,大补肺气,而且山药甘甜,入脾经,还可以补肾气,同时补了肺、脾、肾经。

山药性平,对身体大有益处。山药多用生品来治病,且是药食同源,食用相对较安全。在日常生活中,如果有病人的病情很严重,尤其是进食情况不佳时,若无过敏等禁忌,可以考虑用生山药片煮水喝,甚至能达到"起死回生"的作用。或幼儿食欲减退,也可以用山药煮水喝。

山药还是我们日常生活中营养最全面的一种食材。它的食用价值主要体现在以下几点。

　　山药幼苗可食、可酱、可腌渍、炒食、拌凉菜等,食之可增强免疫力,有助于淀粉类食物的消化,并有降血糖、抗氧化等作用。

　　山药也是入肺、健脾、补肾的佳品。山药黏糊糊的汁液主要是黏蛋白,能保持人体血管弹性,还有润肺止咳的功能。山药可与红枣搭配熬粥,或用于煲汤,也可与各种食材清炒。

　　山药中含有大量淀粉、蛋白质、微量元素及葡萄糖等营养成分,微量元素中尤其是钾的含量较高。同时,山药含有十八种人体生长所需要的氨基酸,还含淀粉糖化酶、淀粉酶等多种消化酶。而其中的胡萝卜素和维生素的总含量虽然不是特别高,但仍然是日常饮食中的有益补充。

　　山药还含有多种具有生理活性的化学物质,如山药多糖、抗性淀粉、尿囊素、山药酯类成分、山药皂糖苷配茎、山药糖蛋白等,是生活中难得的一种十分有益的食材。

　　给大家推荐一种常见的山药吃法——清炒山药木耳。

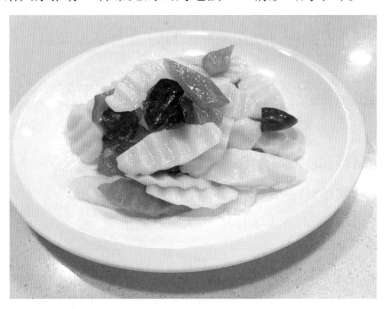

家常版清炒山药木耳

山药去皮切片,在盐水中浸泡,防止氧化变黑。木耳泡发洗净,焯水1分钟捞出沥干。葱切成葱花,备用。

热锅中加入凉油,爆香葱花,倒入山药快速翻炒。再倒入木耳翻炒均匀,加盐、味精、白醋调味,即可出锅,一道色香味俱全的营养菜品便做好了。

山药皮容易导致皮肤过敏,在给山药削皮的过程中应注意带好手套,并且削完山药后手不要乱碰,马上多洗几遍手,要不然就会抓哪儿哪儿痒,这时白酒涂于手上也可以缓解。

山药已被广泛使用,但是也有一定的禁忌,山药具有收敛作用,胃肠积滞者不宜食用。山药也可能成为过敏原,有些小孩对山药过敏,食用后可能出现皮肤红肿、腹泻、头痛、哮喘等症状,此类儿童也应避免食用。

山药,这个看似平凡却富含营养的食材,给我们的生活带来了深刻的启示。正如山药外表虽不张扬,却以其独特的滋补效果和营养成分,滋养着人们的身体和心灵。人生亦是如此,注重内心的修养和素质的提升,才能在人生的道路上走得更远、更稳。

本草小验方

材料:山药若干,大米适量。

功效:健脾养胃,益气养阴,用于脾虚食少。

用法:将山药洗净切片,与大米一同煮粥。

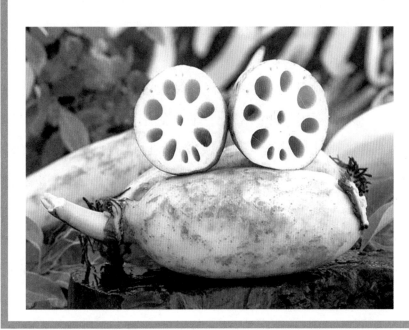

莲藕

真正惠及亿万民众的好东西,往往其生命力都极强,而且对环境要求又很少。现实生活中,莲藕就是其中之一。

《诗经》中有"彼泽之陂,有蒲与荷"的记载,还有余姚县罗江村发现的莲藕粉化石经^{14}C鉴定后确定距今已有七千年的历史。浩浩荡荡的历史长河中,一节节莲藕不知养育了多少生命。

生活中,莲藕既上得了庙堂之高,又走得进百姓之家;既是药材,又是食材。李时珍在《本草纲目》中曾大赞莲藕:"四时可食,令人心欢,可谓灵根矣。"

藕,是莲的根茎,莲从上至根的任何地方,也都可以作药。

生藕:味甘,性寒,归心、脾、胃经。具有清热、生津、凉血、散瘀、补脾、开胃、止泻的功效。主治热病烦渴、吐血、衄血、热淋等。

熟藕:味甘,性温。具有益胃健脾、养血补益、生肌、止泻的功效。主治肺热咳嗽、烦躁口渴、脾虚泄泻、食欲不振等。

莲藕的药用价值体现在以下几点。

通便止泻,健脾开胃:莲藕中含有黏液蛋白和膳食纤维,能与人体内胆酸盐、食物中的胆固醇及甘油三酯结合,使其从人体中排出,从而减少脂类的吸收。莲藕散发出独特的清香,还含有鞣质,有一定健脾止泻的作用,还能促进消化,开胃健中,增进食欲,有益于胃纳不佳、食欲不振者恢复健康。

益血生肌:莲藕的营养价值很高,富含铁、钙等微量元素,植物蛋白质、维生素及淀粉含量也很丰富,有明显的补益气血、增强人体免疫力的作用。故中医称其"主补中养神,益气力"。

止血散瘀:莲藕含有大量的单宁酸,有收缩血管的作用,可用来止血。莲藕还能凉血、散血,中医认为其"止血而不留瘀",是热病血症的食疗佳品。

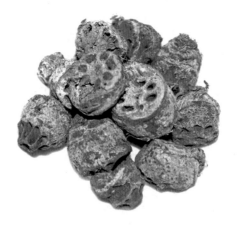

中药藕节

藕色白,质脆,味甜,具有较高的食用价值。早藕脆嫩作水果或凉拌菜生食,中、晚熟藕作蔬菜熟食,可炒、炖、烩、溜、蒸煮吃。

凉拌藕片:开水焯烫后切片,以盐、醋、姜末细拌,就足以发挥脆嫩甜美的质地。

炸藕盒:将藕去皮切片,中间夹上葱姜肉馅,两片合一而称藕合。而后挂上薄薄的蛋清或淀粉,油炸即成。藕合色泽金黄,香酥脆嫩。

美好的东西总伴随着美好的故事。相传:

远古时代,洞庭湖畔原是荒芜之地。有一位美丽而善良的莲花仙子,私取百草种子下凡到洞庭湖,遇到了名为藕郎的小伙子。两人一同在湖中种下了各种植物,使洞庭湖变得生机盎然。

莲花仙子与藕郎结为夫妻,过上了美满的凡间生活。然而,此事被天帝知晓后,莲花仙子被迫躲入湖中,藕郎被天兵天将捉拿。在生死关头,藕郎咬破莲花仙子留给他的宝珠,吞下腹中。虽身首两节,但刀口处留下细细白丝,使藕郎得以不死。

天帝赐下法箍箍住藕郎的脖子,投入湖中。藕郎沉入湖底泥中后,落地生根,长出了又白又嫩的藕来。莲花仙子也沉入湖底,化作莲蓬。从此,白藕和莲花在洞庭湖安家,年年将藕和莲子奉献给这里的人民。

秋意送来早霜浓,留下残荷听雨声,哪怕到了残枝败叶的地步,也是那么有诗意,一片片黑褐色的荷叶仿佛正在孕育着明年初夏的新绿,新的希望,新的梦。

本草小验方

材料:鲜藕,生蜜适量。

功效:益胃生津,清热除烦,用于热病口渴、咯血,有一定功效。

用法:鲜藕捣烂,绞取汁液,加生蜜60克,搅匀服用。

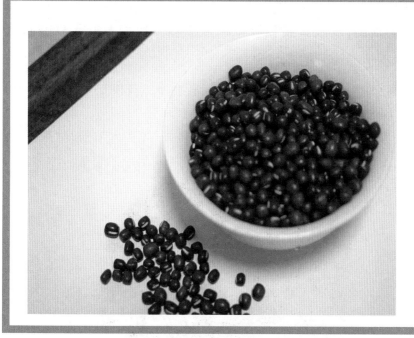

赤小豆

　　赤小豆在我国已有两千多年的栽培历史，属于一年生草本植物，有较强的适应能力，对土壤要求不高，耐瘠薄，黏土、沙土都能生长，道路沟渠旁边也能存活。

　　"红豆生南国，春来发几枝。愿君多采撷，此物最相思。"唐代诗人王维用一首脍炙人口的诗，将红豆推上了相思的神坛。年少时不知此红豆和日常饮食中的赤小豆是两种不同的品种。王维所说的"红豆"是指豆科植物"相思子"的种子，生长在南方。而中药里的"红豆"是指豆科植物"赤小豆"或"赤豆"的干燥成熟种子，也称"赤小豆"。

　　赤小豆在全国各地都有种植。在黄河北岸的大部分地区，赤小豆属于小众食物,赤小豆因产量低,更多时候是对日常饮食的一种补充,同时,赤小豆中赖氨酸含量较高,宜与谷类食品混合成豆饭或豆粥食用,一般做成豆沙或糕点原料。比如我们常见的腊八粥,就少不了赤小豆的参与。

主料:赤小豆、大米、小米、莲子、花生仁、核桃仁、红枣、黑米、糯米、冰糖等。

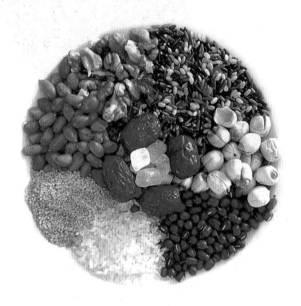

腊八粥材料

常用做法:将赤小豆、大米、小米等淘洗干净,放入锅内熬至半熟,然后放入用温水泡过的核桃仁、莲子、花生仁、红枣等,再继续熬至浓稠,加入冰糖搅匀即成。

制作要诀:粥熬好后,有时干果不够糯软,口感不佳,不易咀嚼,因此,熬粥时,像莲子、花生仁、红枣等,要先用温水泡发一定时间,再下锅熬煮。

赤小豆主含蛋白质、糖类、钙、磷、铁及维生素等。赤小豆与大米、核桃仁、红枣等煮成的红豆粥属滋补营养食品,有健脾益胃、开胃消食、消肿解毒等功效。

赤小豆煮汤饮服,可用于改善肾脏、心脏、肝脏、营养不良、炎症等多种原因引起的水肿,赤小豆煮粥食之,有健脾胃、利水湿的作用。凡脾虚不运、腹水胀满、小便不利、黄疸、泻痢者,皆可食之,拥有很好的健脾益胃的功效。

需注意的是,赤小豆的营养价值非常高,但也不是人人都适合吃。中医认为,赤小豆虽然无毒,但是人们的体质各不相同,并不是所有的人都适合以赤小豆为营养品。如平素进食较少的小儿,食欲不好、营养欠佳、大便稀溏时,就不宜食用赤小豆。如果成人体质虚弱,正服用有补益作用的中药,也不宜食用赤小豆,否则会影响药物的疗效。另外,小儿消化功能较差,即便体质适宜食用赤小豆,也不能进食太多,以免导致消化不良。

《神农本草经》记载:"赤小豆可排痈肿脓血,清热解毒。"赤小豆不仅仅有很好的食用价值,也有很好的药用价值。赤小豆的药用价值主要体现在以下几点。

性味:味甘、酸,性平。

归经:心、小肠经。

功能:利水消肿,解毒排脓,清热退黄。用于水肿胀满、脚气、黄疸尿赤、风湿热痹、痈肿疮毒、肠痈腹痛。

赤小豆还是富含叶酸的食物,产妇多食赤红小豆有催乳的功效。

关于赤小豆治病,还有这样一个故事。

据说,北宋仁宗年间的一个春天,皇帝赵祯一日起床时觉得耳下两腮部发酸,隐隐作痛,用手一摸,还有些肿胀,遂唤来太医。太医给赵祯问诊把脉后,又细细地查看了两腮,然后奏道:"陛下此症,名谓"痄腮"(今称腮腺炎),乃风湿病毒之邪,由口鼻而入所致。当以普济消毒饮内服,如意金黄散外敷,可保龙体安康。"不料三天后,赵祯病情恶化,恶寒发热,倦怠呕吐,两腮肿痛坚硬,张口困难。

太医们慌了手脚,一个个走马灯似的为之诊治,然后研讨方剂争论不休,却没有切实可行的办法。赵祯怒道:"养兵千日,用兵一时。朕病在皮表,你们竟无计可施,无药可医。"吓得太医们个个面如土灰,浑身筛糠,跌跪在地,连说:"卑职死罪。"

不久,一张皇榜飞出宫门:"凡能治愈皇上之疾者,必有重赏。"那京城之内,名医不下百余,然"伴君如伴虎",又有谁敢去冒这个风险?一晃二日,京城有个姓傅的游街郎中,看到那张皇榜,心想:在京城近日生意清淡,无人问津,衣食无着,这皇帝既是"痄腮"之病,有何难治呢?于是返回住处,取出赤小豆若干,研成细末,以水调成糊状,美其名曰"万应鲜凝膏"。然后去揭下皇榜,给皇帝敷上。连用三天,居然治好了痄腮。自此以后,傅郎中名闻京城,病人络绎不绝,应接不暇。

赤小豆融入腊八粥,寓意着吉祥与健康的完美融合。每年的腊八节,家家户户都会熬制一锅热腾腾的腊八粥,期盼着温暖、团圆和幸福。然而,这不仅仅是一碗粥,更是家人之间深厚的情感和对未来的美好愿望。它告诉我们,在人生的旅途中,无论遇到多少困难和挑战,只要我们怀揣着对家人的爱和对未来的信念,就能战胜一切困难,迎接美好的明天。

本草小验方

材料:赤小豆适量。

主治:清热毒,散恶血;外敷治疗痈肿、血肿扭伤。

用法:将赤小豆研粉用冷水调成膏状,外敷局部。

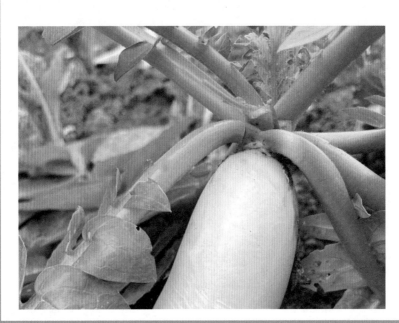

白萝卜

白萝卜在中国各地普遍栽培,其适应性强,耐寒,对气候要求不严,价格实惠,易于储藏,是冬、春两季餐桌上最常见的根茎类蔬菜。

看似平凡的白萝卜却浑身是宝,从其茎叶到果实都可食用。每年八月末,白萝卜开始生发出茎叶(白萝卜缨),此时就可开始食用。做法其实很简单,把白萝卜缨清洗干净,在开水中煮 2 分钟左右,捞出控干水分拌入油、盐、酱、醋即可,这时的白萝卜缨粗壮、鲜脆、绿油油的鲜艳欲滴,给炎炎的夏日增添一份清凉感。

不仅如此,白萝卜缨的实际营养价值也很高。白萝卜的生长周期约为五十天,当白萝卜缨开始转黄褪色时就可以收获。白萝卜不像白菜那样耐寒,且需要放在地窖中储藏。从记事起,每年冬季就经常吃各种各样的白萝卜,凉拌白萝卜丝,蒸白萝卜丝,但最常见的是冬季吃白萝卜丝炒粉条,或者用白萝卜熬菜。每当吃得厌烦了,母亲总会温柔地跟我们讲"冬吃萝卜,夏吃姜,不找医生开药方"这一流传很久的养生谚语。它强调了在不同季节里,人们应该选择不同的食材来滋养身体。后来才知道,在冬季,人体阳气收藏,内脏相对虚弱,户外活动又少,就容易产生"内火"。同时,白萝卜的消食理气功能就可以预防"上火"现象。所以"冬吃萝卜夏吃姜""萝卜一出地,郎中没生意",萝卜味甘性寒,在需要温补储蓄的冬日,是最合时宜的风味。

白萝卜很大程度上也得利于它的药用价值。《本草纲目》认为白萝卜"根辛、甘,叶辛、苦,温,无毒",熟食"大下气,消谷和中,制面毒,行风气,去邪热气"。

性味:味辛、甘,性平。

归经:归肺、胃经。

功效:消食除胀,降气化痰。

主治:饮食停滞,脘腹胀痛,大便秘结,积滞泻痢,痰壅喘咳。

如果在春季种上白萝卜,任由它在田地中生长,那么到了初夏,白萝卜就会长老开花结子,地下萝卜自空,民间称为"地枯萝",全株阴干后,可治肠炎、痢疾良效,越陈越好。《清异录》记载:"其家自先世多留带荃萝卜,悬之檐下,有至十余年者;每至夏、秋有病痢者,煮水服之,即止。愈久者愈妙。"

现代医学证实,白萝卜富含碳水化合物、维生素、纤维素以及磷、铁、硫等无机盐类,常吃白萝卜可促进人体新陈代谢,并具有增进消化淀粉酶的作用。稍带辣味成分的芥子油有促进肠胃蠕动功能,使人增加食欲。白萝卜中的淀粉酶、氧化酶有助于提高消化功能,还可以促进食物中的淀粉脂肪分解使之得到充分吸收。

其实,不论是白萝卜缨,还是白萝卜,或是带茎阴干的地枯萝,它们的功效都抵不上萝卜种子。《说文解字》中提到的"芦"就是对萝卜的古称,它还有一个响亮的名字叫"莱菔",源于古语寓意"来福"。白萝卜种子也就是我们中药上常说的"莱菔子"。

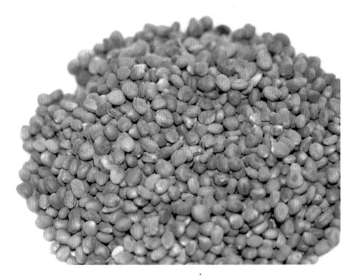

中药莱菔子

《本草纲目》:莱菔子之功,长于利气。生能升,熟能降,升则吐风痰,散风寒,发疮疹;降则定痰喘咳嗽,调下痢后重,止内痛,皆是利气之效。

《本草经疏》:莱菔子,味辛过于根,以其辛甚,故升降之功亦烈于根也。

关于莱菔子治病还有这样一个故事。

据传,慈禧太后有一年做寿,游园看戏,又品尝各种寿字图案的佳肴，一时高兴而吃多，病倒了，精力日衰。太医每日用上等人参煎独参汤进行滋补。初始有效，用了数日药后非但无效，太后反而出现头胀、胸闷、食欲不佳、易怒、鼻出血的不适表现。太医无策，即张榜招贤，"凡能医好病者必重赏"。三天后，有位走方郎中对皇榜细加琢磨，悟出了太后的发病机制，便揭下皇榜。郎中从药箱中取出了三钱莱菔子，细研后加面粉用茶水拌，做成粒丸子，用锦帕包裹呈上，且美其名曰"小罗汉丸"，嘱每日服三次，每次一粒。太后服下一丸止鼻血；再一丸下去，除内胀；第三丸服下，能吃饭。太后大喜，赐给郎中一个红顶子（某官衔的标志）。当时盛传"三钱莱菔子，换了个红顶子"。

宋代有一诗人释慧勤写了这样一首诗："铜砂锣里落盛油，生菜还他萝卜头。但看来年正月半，家家门首挂灯球。"看来，在新鲜蔬菜相对匮乏的漫长冬日，白萝卜虽平平淡淡，但却实实在在的带来暖意与温补，是餐桌上不可缺少的一部分。正如那些默默付出、不求回报的人，他们的品质和行为同样值得我们尊重和赞扬。

❖ 本草小验方 ❖

材料：白萝卜1个，白胡椒5粒，生姜4片，陈皮1片。

功效：清热止咳，消食化痰，适用于痰多以及痰黏难以咳出者。

用法：加清水500毫升，煎煮30分钟后，去渣留液，再加入水250毫升煎煮15分钟，摇均后分别装在两个碗中备用。每日饮用两次，每次一碗，早晚各一次。

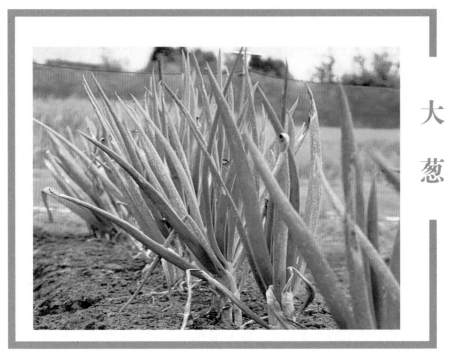

大葱

　　相传,神农尝百草找出葱之后,就把葱作为日常生活的调味品,各种饭菜都加葱而调和,故葱有"和事草"的雅称。

　　中国是大葱的原产地,已有三千年的栽培历史。小时候听得最多的三句话是"栽不死的葱,饿不死的兵""大葱蘸酱,越吃越壮""葱辣鼻,蒜辣心"。由此可见,葱生命力很强,很容易成活,还是我们日常生活中离不开的调味品,甚至从药用价值来说,还有"醒鼻通窍"的作用。

　　在年少的时候,大葱大部分时候是饮食上的"主力军",而不是"和事草"。在那个缺衣少食的年代,日常饮食多是馒头、菜、汤。而在冬、春两个季节,多是萝卜和白菜,而这两样大多放在地窖

234

中,只有大葱常常放在厨房的角落里。年少的时候总是饿得特别快,放学后都是急不可待地去厨房拿上一个凉馒头,剥一棵大葱。有了大葱辛辣而又略带甜味的刺激,一个凉馒头瞬间就被消灭干净。

但作为"和事草"的大葱,在还是微热的状态下透出的咸香味道更让人难以忘怀。小时候,只要想改善生活,就会跑到几里外的大姐家。大姐会在薄薄的白面糊中加入翠绿的葱叶,每当面饦微微发黄出锅时,翠绿的葱叶也正好透出辛辣的葱香,那种复合的味道是年少时代难以忘怀的美味。

作为"点缀"的大葱还有一种吃法就是"葱花面条"。小时候吃的都是手擀面,擀面条也是一个技术活,擀好的面条厚薄要均匀一致、宽窄适中。在开水锅中下入面条,这时候一定要在地锅灶中加入足够的柴草,待面条锅中涌出大量的泡沫时,立即停火下入提前拌好油盐的葱花,那色香味俱全的手工葱花面真的让人欲罢不能。

随着年龄的增长,慢慢地离开家乡,去封丘县上高中。为了节省生活费,总会在离开家去学校之前,炸上几瓶豆酱。炸豆酱当然离不开大葱。这时候的大葱虽然是辅料,但与面饦和葱花面不一样,面饦和葱花面用的是葱末,而炸豆酱用的是葱段。做法:用油把葱段炸至微黄的时候,加入自己家中酿造的豆酱,然后稍微翻炒即可。这时候如果炸出锅的豆酱与刚出锅的热馒头相遇,那种复合的味道会让人欲罢不能而吃得"肚子溜圆",而且这种味道还会飘出几道街之外。炸过的豆酱即使存放一个月,只要把它加入热馒头之中,那潜伏的葱香立马就会飘出来。葱的"和事"价值,在《本草纲目》中也有体现:"葱,从囱,行直中空,有囱通之象。芤者,草中有孔也,故字从孔,茏脉象之。葱初生曰葱针,叶曰葱青,衣曰葱袍,茎曰葱白,叶中涕曰葱苒。诸物皆宜,故云莱伯、和事。"

葱也具备显著的药用价值。其味辛,性大温,归手太阴肺经和足阳明胃经。主治:眼睛明亮,补中气不足,能温中益精,养肺、养发。

大葱的药用价值主要体现在风寒引起的感冒、咳嗽上。葱白加梨或加白萝卜煎水,可起到润肺生津、降气止呕和止咳化痰的效果,能有效缓解风寒导致的咳嗽痰多、肢体酸痛等不适症状。葱白单独煎水,可通利中焦,调五脏。大葱还可解各种药物之毒,能解表合里,除风祛湿,止大人虚脱、小儿肠绞痛。

不仅如此,其实大葱的种子也是一味中药,名为葱子。其味辛,性温,具有补肾明目的功效。

大葱中特有的成分太硫化基可促进消化酶的分泌,增加食欲;同时,有暖胃的作用,可促进毒性物质排出。

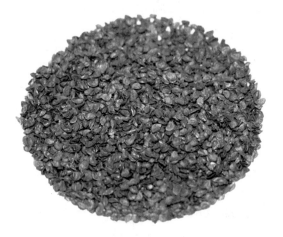

中药葱子

现代科学研究表明,大葱含有丰富的维生素C,有舒张毛细血管、促进血液循环的作用,可防止血压升高引起头晕,并且能预防老年痴呆,长期食用能起到降低胆固醇的作用。经常吃葱的人,即使肥胖,其胆固醇也不会太高。大葱含有丰富的微量元素,特别是硒元素,它可以与人体内亚硝酸盐发生反应,减少人体内亚硝酸盐的含量,从而起到防治癌症的作用。

其实,大葱来到人间还有一段美丽的传说。在民间的传说中,大葱原来是王母娘娘花园中一种药花,与牡丹、芍药、菊花、玫瑰、月季一起在花园中以仙女示人。有一年,因人间恶意破坏自然,玉帝惩罚人间而降瘟疫。各位花仙子看到人间饱受瘟疫折磨而家破人亡,都各施神功,与瘟疫抗争,但最后只有大葱仙女降伏了瘟疫。王母娘娘知道了这件事后,认为大葱仙女违背了玉帝的意志,就把大葱仙女贬到人间。至今,我们看到的亭亭玉立的青葱,仿佛微微透着一股仙气。

葱,虽平凡却蕴含深意。它教会我们,人生虽平凡,但也能在平凡中散发光彩;它静默地生长,却能在关键时刻发挥重要作用。正如人生,无需张扬,只需默默努力,终将收获自己的价值和意义。

本草小验方

材料:食盐500克,生葱(细葱)250克。

功效:通阳,化气,利水。

用法:将生葱切碎,加盐入锅内炒热,然后取出用布包裹。待温度不烫皮肤时,即熨脐周围及小腹,冷则易之,一般需用更替热熨数次,2~4小时,如无效可连续熨两三天。

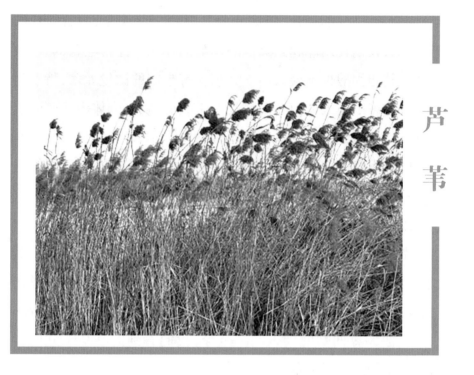

芦苇

　　我们村西南有一条河叫八支渠,西北有一条河叫天然渠。两条河交叉的西北方向,每年夏季河流涨水的时候,水就会漫过堤岸,逼近村庄。而当河水退去时,就会留下一眼望不到边的淤泥地。

　　在两河沿岸和整个淤泥地带,水草丰盛,主要有西河柳、蒲草,但约99%的是芦苇。这些芦苇是自生自长的多年根生植物,每年要收割一季。春季刚刚发芽时候会作为牛、羊的饲料,夏季长到2米以上时,就会成为小鸟的乐园。但我们很少去那里玩耍,因为在芦苇荡中,人会感到特别的渺小,尤其是风过芦苇时叶与叶之间摩擦发出的"沙沙"声,加上时不时的水鸟怪叫声,更让人心中感到十分害怕。到了秋季,等全部农作物收割完毕又种上小麦后,人们就开始收割芦苇了。

一望无际的芦苇荡,风起时是漫天飞舞的芦花,芦苇深处是此起彼伏的鸟叫声,整个淤泥地到处是忙碌的人在收割芦苇。芦苇在那个物质贫乏的年代,可谓让人们把它的价值发挥到了极致。在棉花还是稀缺品时,大部分的芦花都被人们加工成了芦花被子和芦花枕芯。直径大的芦苇,一般会被带到集市上交易,农村的手艺人会把它劈开编成凉席,凉席是每家每户夏季乘凉的必备品之一;或者把它扎成6平方米的方格子,作为装饰新房的"顶棚"。中号的芦苇,一般都会把它劈开编成生活用品。而最细小的芦苇会积攒在一起,把它编成"经耙"作为盖房用的建筑材料。芦苇根和叶子都会收集起来,晒干后跺在自家的院子里,作为整个冬季生活用的燃料。芦苇在那个生产力低下的年代,为黄河两岸广大人民群众的繁衍生息做出了不可磨灭的贡献。

人们在生产、生活实践中,慢慢地发现芦苇的根还具有药食两用的价值。关于芦根的药用价值还有这样一个传说。

春秋时期,伍子胥为报父仇,逃出昭关(今安徽省含山县北)。他风餐露宿,一路向东,后有追兵,前途渺茫,因此难免着急上火,急出病来,觉头晕耳鸣、口渴心烦、不时咳嗽干呕。

伍子胥在逃亡过程中遇到一条大江挡住去路,此时他看见一个渔人在江中打渔,于是高声呼喊渔人求助。渔人看到后有追兵,佯装不应,并唱出歌来暗示伍子胥躲到芦苇深处等待时机。

渔人等到日落西山,追兵远去后,前来搭救伍子胥,两人一起向大江对岸驶去。到达江对岸后,渔人告诉伍子胥他因肺胃有热而病得不轻,并为他取来食物和药。

伍子胥担心渔人揭发自己,于是躲藏在芦苇丛中。渔人回来找不到伍子胥,便高喊"芦中人",伍子胥随后现身。渔人给伍子胥的药是芦根煎的水。渔人解释说,芦根清热泻火,生津止渴除烦,是治疗伍子胥病症的良药。同时,渔人还告诉伍子胥,如果食物匮乏,可以用芦笋充饥,此物也能治疗他的疾病。伍子胥喝了芦根水后,病症竟然好了。后来人们逐渐了解到芦苇在中医中的药用功效。

芦根的药用价值主要体现在以下几点。

性味:味甘,性寒。

归经:归肺、胃经。

功效:清肺胃热,止呕除烦,生津止渴。本品长于清肺胃之热,并能生津止渴,具有"清热而不伤胃,生津而不恋邪"的特点,对温热病的烦热口渴均可用之,也是治疗肺炎、肺痈的常用药。

芦根的食用价值主要体现在以下几点。

煮羊肉汤的时候,担心食之"上火",可以放一把鲜芦根同煮,即可调口感,又可以平衡羊肉带来的虚火,一举多得。

用干芦根泡水喝,还有助于生津止渴,可缓解口渴、口干、心烦气躁等症状。

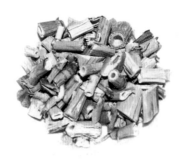

中药芦根

"蒹葭(jiān jiā)苍苍,白露为霜。所谓伊人,在水一方。"真的十分遗憾,竟然很多年都不知道耳熟能详的诗歌里所吟诵的"蒹葭",就是从小在河岸水塘、低湿洼地经常见到的芦苇。古代芦苇被称为"蒹葭",而《本草纲目》将其称之为"芦苇",从此,人们也就把这种叫法一直延续到今天。

在人们追求环境保护的今天,芦苇还是黄河湿地保护环境中重要的组成部分,且芦苇湿地的生态价值具有"第二森林"之美誉,在净化水源、调节气候和保护生物多样性等方面具有其他植物不可替代的作用。

枫叶红,芦花白。看见河岸边芦苇在深秋霜风里柔美摇曳,在安然泥浊的环境中浅黄花白,想想过去那些艰苦的岁月,让人不自觉地生出了一些乡愁的思绪。

本草小验方

材料: 芦根适量。

功效: 清肺胃热治口臭。

用法: 拿芦根五六段,放到水杯中泡水,小口频频饮服。